JN107171

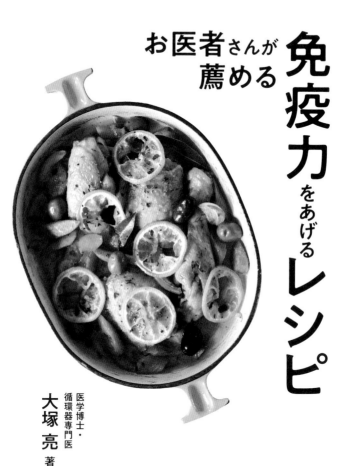

お医者さんが薦める 免疫力をあげる レシピ

医学博士・
循環器専門医
大塚 亮 著

三空出版

免疫力を高めて、ウイルスや病気を寄せつけない体に

　新型コロナウイルスによるパンデミックを経験し、私たちの暮らしは一変しました。普段の何気ない行動や仕草が感染につながり、命すら危険に脅かされることに世界中がショックを受けました。

　しかし過去を振り返ると、古くはペスト、コレラ、少し前はSARS、MERSなど、人類は感染症と幾度も闘ってきた歴史があります。ウイルスだけではなく病気も同様。どんなに医学が進歩しても、新たなウイルス、新たな病気が出て、その克服を目指して医学が飛躍的に進歩する、その繰り返しなのです。この先も私たちはなんらかのウイルスとともに生きるのですから、生活様式を変えるなど、その都度対応していかねばなりません。

　そんな中、私たちにできる最も身近な自衛手段は「免疫力」をあげることです。免疫機能が正常に働けば、体に「悪いものを入れない」「悪いものが入っても出す」ことができます。同じ環境で同じような行動をとっているのに感染する人としない人がいる、病気になる人とならない人がいる。これは免疫力の差によるものが大きいのです。

みなさん、
細胞が喜ぶごはんを
食べていますか?

　では、どうすれば、免疫力を良い状態に保つことができるのでしょうか。その秘訣は日常生活の中にたくさんあります。

　たとえば、適度な運動をすること、一日に30分程度は太陽に当たること、疲れを引きずらないこと、よく寝ること、体を冷やさないこと、ストレスをためないこと……いろいろありますが、最も大きく貢献することは「毎日のごはんでしっかり栄養をとる」ことです。

「栄養のある食事」と聞くと、あまりにも耳になじんだ言葉ではありますが、その根っこにあるのは、体をつくっている細胞の一つひとつが生き生きと働くように「細胞が喜ぶものを食べる」ということです。

　この本では、栄養と体の働きをご紹介しながら、免疫細胞が喜ぶレシピをまとめました。簡単にできるものばかりですから、ぜひ毎日のごはんづくりの参考にしてください。美味しく食べて、みなさんが健やかに過ごされることを願っています。

医学博士・循環器専門医
大塚 亮

免疫細胞は体の防衛部隊

　私たちの体は、37兆個を超える細胞の集合体です。この膨大な数の細胞は約270種に分類され、それぞれに役割をもって働いています。「免疫」とはその種分類のひとつで、**体の防衛システムを担っている細胞群**を指しています。

　免疫細胞には様々な種類がありますが、大きくは「自然免疫」と「獲得免疫」に分けられ、互いに連携・協力しあって働いています。

　自然免疫とは生まれつき体に備わっている免疫で、体内にウイルスや細菌などの異物が入ると、真っ先に駆けつけて攻撃するとともに、異物に関する情報を獲得免疫に伝えます。

　獲得免疫とは体外から侵入してきた異物に対して個別対応する免疫です。自然免疫から異物情報を得てオーダーメイドの攻撃準備を始めるので発動に時間を要しますが、最初に攻撃した際の情報を記憶して次の侵入に備えているので、2回目からは直ちに攻撃することができます。

　人間は毎日のようにウイルス・細菌の侵入やがん細胞の発生に晒されていますが、ほとんどの人が病気になりません。それはこれらの**免疫細胞が連携しながら休むことなく働いている**からです。

　細胞は私たちが食べたものから栄養をとり、自らメンテナンスをしていますが、栄養が足りなくなると働きが悪くなり、感染症、がん、アレルギーなどの病気にかかってしまいます。

免疫力は加齢とともに低下する

　免疫細胞は加齢とともに活性度が低下します。個人差がありますが、一般的には**思春期にピーク**となり、20歳を超えると少しずつ低下していきます。**40歳代ではピーク時の50%程度、70歳を超えると10%程度まで低下**する人もいます。

　年齢とともに免疫力が下がるということは、何も対策をしなければ年を経るごとに病気にかかりやすくなるということです。病気になるとさらに免疫力が落ちて治りにくくなります。

　この悪循環を避けるためには、免疫力が低下する習慣（下記参照）をなくしていくこと。それと同時に、毎日コツコツ、**免疫細胞のメンテナンス**をして、ウイルスや細菌などの病原体がいつ体内に侵入しても「すぐに戦える状態」にしておかねばなりません。

　メンテナンスの道具として、最も身近かつ有効な方法は「免疫細胞が喜ぶものを食べる」ということです。つまり、**「毎日のごはん」を通じて、細胞にしっかり栄養を与えること**が健康のために最も重要になります。

免疫力低下の主な原因

加齢の他にも、以下のようなことが
免疫力を下げる原因になります。

食事の偏り	食べすぎ	過剰な飲酒
喫煙	体の冷え	不規則な生活
運動不足	激しい運動 → 適度な運動が大事！	
睡眠不足	ストレス → 笑うと免疫力がアップ！	

免疫細胞が正しく働くと、こんなにいいことがある！

がんや感染症にかかりにくい

紫外線や喫煙、活性酸素などによって細胞や遺伝子が傷ついて、修復できないときにがん化します。免疫力があがれば修復力もあがり、ウイルスも目、鼻、腸の粘膜で免疫細胞がブロック！他の病気もかかりにくくなり、かかっても回復しやすくなります。

アレルギー反応が出にくい

免疫細胞のバランスが崩れると、ダニや花粉など、本来は病原体ではないものにまで過剰に反応し、「排除するべき対象（アレルゲン）」と認識してしまう免疫細胞も出てきます。つまり、免疫反応の暴走がアレルギーの正体です。免疫細胞を正常な状態に保つことができれば、アレルギーを抑制しやすくなります。

痩せやすくなる

免疫力と腸は相関関係にあります。腸が元気になれば免疫力も
あがり、免疫力があがれば腸内細菌のバランスが良くなり、善
玉菌の働きも活発に。善玉菌は水溶性食物繊維をエサに短鎖脂
肪酸を発生させます。この物質が増えると血糖値があがりにく
く、食欲も抑制されることがわかっています。逆に、「痩せにく
くなった」と感じたら、免疫力低下のサインです。

肌がきれい
になる

皮膚では有害物質から肌を
守る免疫細胞「ランゲルハ
ンス細胞」が働き、異物や
刺激から肌を守っています。
この細胞は表皮内を移動し、
皮膚内部の状況を脳に伝え
るとともに、異物を排除し
ます。ランゲルハンス細胞
が活発に働くと、肌トラブ
ルを避けることができます。

髪が太く
つややかになる

体は生命の維持に重要な器
官に優先的に栄養をまわす
ことから、体がダメージを
受けたとき、髪は最初に影
響を受けます。抜け毛や薄
毛、パサパサの髪になるこ
とも。免疫細胞が活発に働
き、健康状態を良好に保っ
ていれば、髪の栄養不良も
改善されます。

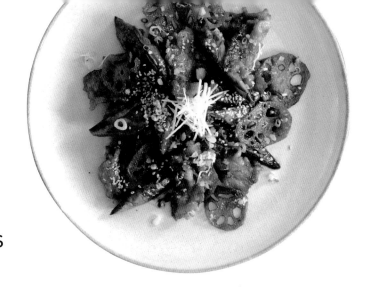

お医者さんが薦める

免疫力をあげるレシピ

CONTENTS

Chapter

1 ……… ウイルスの侵入を防いで風邪や感染症を予防

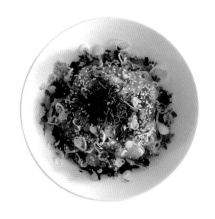

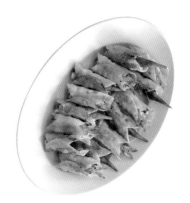

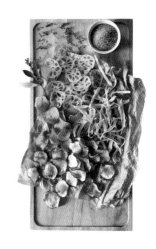

Chapter
4 ⋯⋯⋯ ハーブ・野菜のもつファイトケミカルで
がんを予防

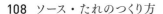
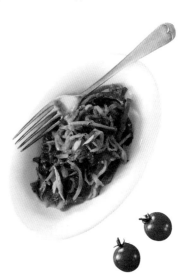

レシピについて ─────────────────────

※計量の単位は、小さじ1＝5㎖、大さじ1＝15㎖、1カップ＝200㎖。

※野菜の下ごしらえについて、特に明記していない限り「洗う」「皮をむく」「種やヘタを取る」などの
工程は省略しています。

※「だしのもと」について、特に明記していない場合は、お好みのものをご使用ください。

※ガスコンロ、IHヒーターなど、コンロによって火力が違うため、表記の加熱時間を目安に火加減を
適宜調節してください。

※電子レンジは「600Wを使用した場合」で表記しています。機種によって異なりますので、加熱時間
は適宜調節してください。

ウイルスの侵入を防いで
風邪や感染症を予防

keyword

粘膜強化

強い粘膜を育てて
病原体をキャッチ！

粘膜を強化して、感染症に負けない免疫力を獲得する

　私たちのまわりにはウイルスや細菌などが常に存在し、実は頻繁に体に入ってきています。それらを最初にブロックするのは、目、鼻、口、喉などの「粘膜」です。粘膜には粘膜細胞と免疫細胞が存在し、体を病原体から守っています。

　粘膜の中でも、口から肛門までの消化管の粘膜がとても大事です。消化管は体内にありますが、実は体を内側から覆っているトンネルのようなもので、管の中は「体外」です。

　消化管粘膜では、免疫細胞が口から入ったものを**「食品などの安全なもの」**と**「ウイルスや細菌などの病原体」**とに識別し、必要なものは取り込み、不要なものは排除するよう促しています。

　しかし免疫細胞の働きが弱まるとバリア機能が崩れることから、病原体が粘膜を突破し、血流やリンパ流を介して体内に侵入してしまいます。そうなると今度は、体内の免疫細胞が病原体を攻撃しはじめるのです。

　人の体は本当によくできていて、体を保つために何重にも手立てが用意されています。**免疫細胞は毎日新しい細胞に入れ替わりながら、24時間365日体を守っている**のです。

　免疫細胞は体の防衛部隊。粘膜は免疫細胞がいちばん最初に敵と戦う最前線エリアです。パワーのある食事で粘膜を強化することが、健康を保つファーストステップとなります。

粘膜を強化する食べもの

「強い粘膜」とは、細胞がいい粘液をつくり、しっかり分泌できる粘膜です。そのために重要な働きをする栄養素、その栄養素を含む食材を知って、毎日のごはんづくりに活かしましょう。

グルタミン	たんぱく質を構成するアミノ酸のひとつ。免疫に重要な役割を果たすリンパ球や腸粘膜細胞の主なエネルギー源となる。 ● 牛乳、卵、マグロ、チーズ、大豆　など
ビタミンA	粘膜細胞の構造と機能を維持する栄養素。ビタミンAが欠乏すると、風邪や感染症、胃腸炎や膀胱炎（ぼうこうえん）にかかりやすくなる。 ● うなぎ、レバー、卵、バター、チーズ、緑黄色野菜　など
ビタミンD	小腸粘膜細胞の成長促進作用をもつ。不足すると粘膜ひだが減少し、栄養の吸収力が低下。栄養素と病原体をこし分けるフィルター機能も低下する。 ● サーモン、メカジキ、牡蠣（かき）、赤身肉、きのこ、きくらげ　など
亜鉛	免疫細胞の正常な分化と機能のために必須。欠乏すると、リンパ球の数が減少。NK細胞＊やマクロファージの病原体への攻撃力も低下する。　　　　＊ナチュラルキラー細胞 ● 牡蠣、ホタテ、うなぎ、レバー、赤身肉、米　など
セレン	体内で発生する活性酸素を分解・減少させる抗酸化酵素。欠乏すると感染症の進行を悪化させ、がん発症のリスクを上昇させる。 ● カツオ、カニ、イワシ、納豆、ごま、カシューナッツ　など

※この他、鉄やビタミンCなども粘膜の形成に必要なコラーゲンの材料となります。

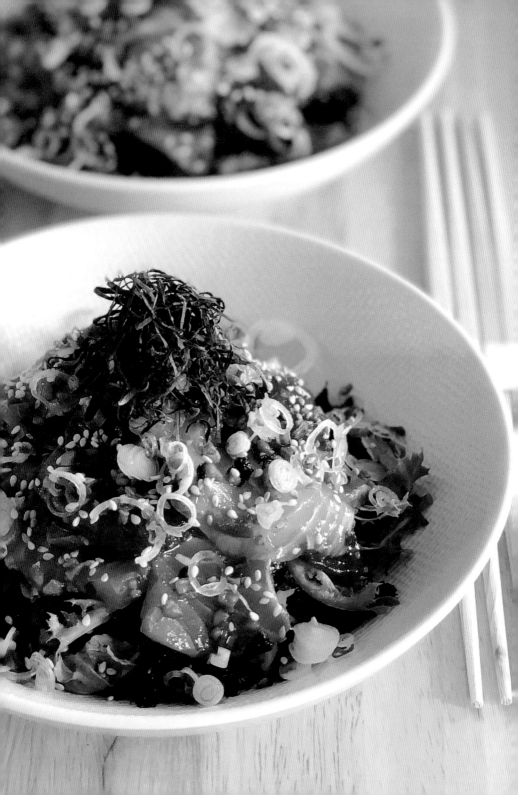

たっぷり薬味の刺身漬け丼

材料 （2人分）

刺身（薄切り） ……………………… 250g
※マグロ、サーモンなど

大葉 ………………………………… 3枚
青ねぎ ……………………………… 2本
みょうが …………………………… 1個
ベビーリーフ ……………………… 適量
白ごま ……………………………… 適量
刻み海苔 …………………………… 適量
ごはん …………………… 茶碗2杯分
※すし飯でもOK

A
食べるラー油 ……… 小さじ2
おろししょうが ……… 大さじ1
しょうゆ ……………… 大さじ2
みりん ………………… 大さじ1
※しょうゆ、みりんの代わりにめんつゆ
大さじ3でもOK

つくり方

❶刺身をAに漬け、冷蔵庫に20分ほど入れて味をなじませる。

❷大葉は千切り、青ねぎとみょうがは小口切りにしてそれぞれ水にさらし、水気をきっておく。

❸器にごはんを盛り、ベビーリーフと❶をのせる。青ねぎとみょうが、白ごまを散らし、刻み海苔と大葉をのせる。

---- COOK MEMO ....

大さじ1のみりんは煮切りの必要はないが、アルコール臭が気になる場合は、耐熱容器にみりん入れて50秒ほど電子レンジにかけるとアルコール分が飛んで、より風味がよくなる。

体にプラス

マグロやサーモンなどを使った刺身漬け丼。マグロに含まれる**グルタミン**、サーモンに含まれる**ビタミンD**は、いずれも**粘膜強化**に役立ちます。薬味に使った大葉やみょうがには**抗炎症作用**もあります。漬けだれに食べるラー油を加えてピリ辛味に仕上げた、食欲を刺激するレシピです。

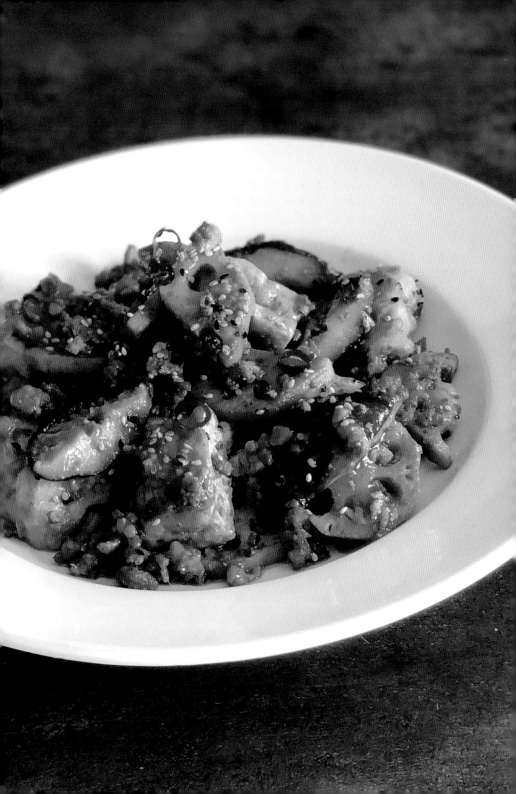

厚揚げとれんこんの麻婆和え

材料　（2人分）

厚揚げ	2枚
れんこん	50g
しいたけ	3個
豚挽き肉	100g
しょうが	10g
にんにく	1片
鷹の爪（輪切り）	少々
サラダ油	大さじ1
青ねぎ・ごま	適宜
水溶き片栗粉	適量

A
しょうゆ	大さじ1
オリゴ糖（顆粒）	大さじ1
みそ	大さじ1
鶏がらスープのもと（顆粒）	小さじ1
水	1カップ

つくり方

❶厚揚げは湯をかけて油抜きをし、一口大に切る。れんこん、しいたけは食べやすい大きさに切り、しょうがとにんにくはみじん切りにする。

❷フライパンにサラダ油をひいて弱火にかけ、しょうがとにんにくを入れ、香りが立ったら中火にして豚肉、れんこん、しいたけ、鷹の爪を加えて炒める。

❸具材にしっかり火が通ったら、厚揚げとAを加えて煮込む。具がなじんだら水溶き片栗粉を回し入れて、とろみがついたら火を止める。

❹お好みで青ねぎとごまを散らす。

体にプラス

豆腐を水きりして高温で揚げた厚揚げは、豆腐の栄養が凝縮されており、**たんぱく質は豆腐の約1.5倍、鉄は1.7倍以上、カルシウムに至っては2.5倍以上**ともいわれています。その厚揚げと**鉄分の吸収を高める**ビタミンCを豊富に含むれんこん、**抗酸化作用の高い**香味野菜を一緒に炒めたおかずです。

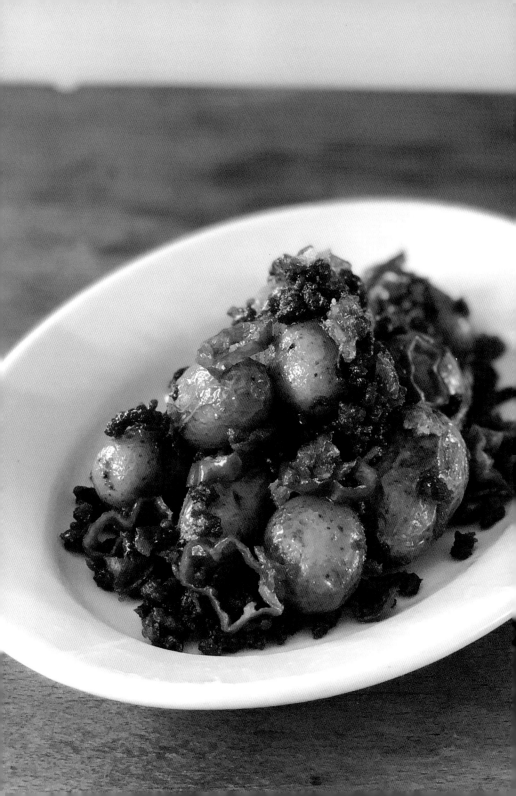

新じゃがの揚げ煮　肉そぼろ

材料　（2人分）

新じゃがいも	300g
牛挽き肉	100g
玉ねぎ	1/2個
しょうが	10g
ししとうがらし	2本
サラダ油	大さじ3
こしょう	適量

A
しょうゆ	大さじ2
だしのもと（顆粒）	小さじ1
オリゴ糖（顆粒）	小さじ2
みりん	大さじ1
水	大さじ2

つくり方

❶ じゃがいもは皮つきのまま塩茹でする。玉ねぎは千切りにする。

❷ しょうがは千切り、ししとうは輪切りにする。

❸ フライパンにサラダ油を入れて中火にかけ、❶を色づくまで揚げ焼きにする。じゃがいもの皮がパリッとしたら、フライパンから取り出して油をきっておく。

❹ フライパンの余分な油を拭き取り、挽き肉を強火で炒めて、こしょうをふる。

❺ 肉がそぼろ状になったら中火にし、❷、❸、Aを加えて、全体に照りが出るまで煮詰める。

体にプラス

じゃがいもは**感染症予防に役立つビタミンC**を豊富に含む食材。ビタミンCは熱で壊れやすい成分ですが、じゃがいもの場合はデンプンに包まれており、加熱しても損失が少なくてすみます。皮には**食物繊維やビタミンB6**が多いので、皮がやわらかい新じゃがはぜひ丸ごと調理しましょう。

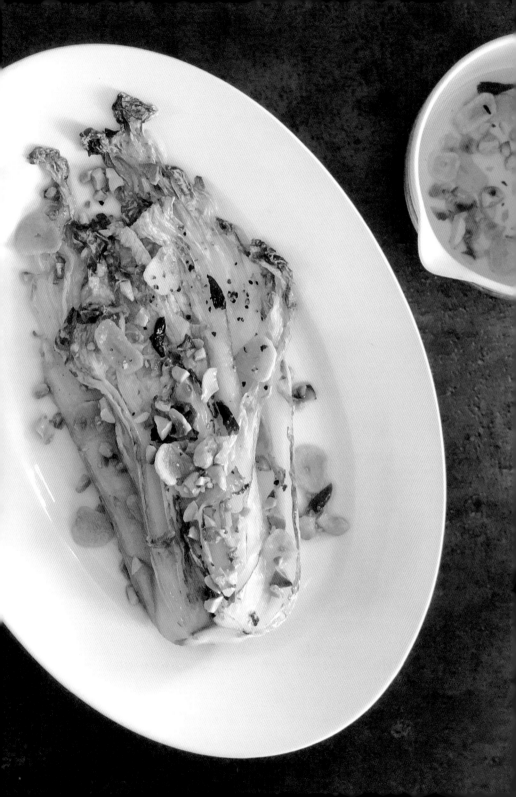

白菜のペペロンチーノ

材料　（2人分）

白菜	1/4株
にんにく	2片
カシューナッツ	20g
鷹の爪（輪切り）	1本分
オリーブ油	大さじ3
塩	適量
こしょう	適量

つくり方

❶ にんにくは薄切りにし、カシューナッツは砕く。

❷ フライパンにオリーブ油大さじ1を入れて中火にかけ、白菜の断面を下にして焼く。焼き色がついたらもう一方の断面を焼き、最後に外側の丸い部分が下にくるようにして塩、こしょうをふり、ふたをして5分ほど蒸し焼きにする。

❸ 鍋にオリーブ油大さじ2とにんにくを入れて弱火にかける。香りが立ったらカシューナッツと鷹の爪を加え、香ばしく色づいたところで火を止める。

❹ ❷を器に盛り、❸を上からかける。

…体にプラス…

白菜は**抗酸化作用の高いビタミンC**や**利尿作用のあるカリウム**が豊富。熱に弱いといわれるビタミンCですが、蒸し焼きは損失が少ない調理法。また、カシューナッツにも**抗酸化作用の高いセレン**が含まれています。ボリュームのわりに低糖質・低カロリーでダイエットにぴったりのレシピです。

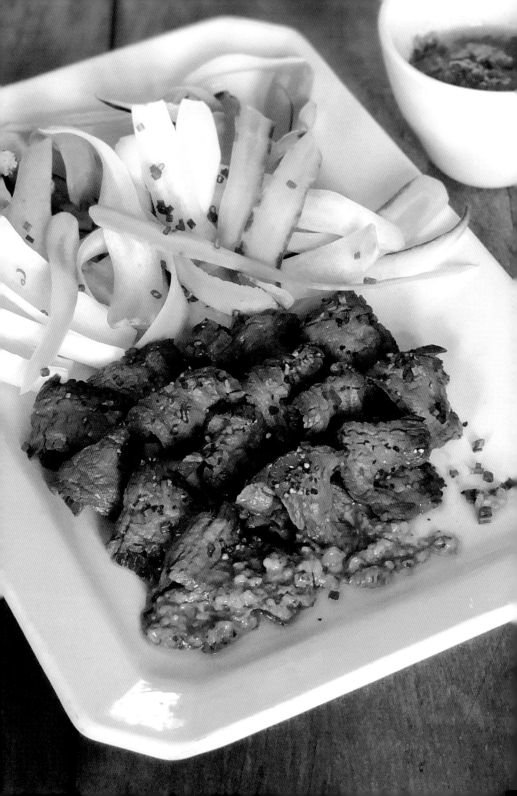

簡単ローストビーフ

材料　（2人分）

牛ステーキ肉 （厚さ1～2cm）
.... 2枚（200～300ｇ）

サラダ油 大さじ1

塩 .... 少々

粗挽き黒こしょう .... 少々

青ねぎ .... 適宜

お好みの野菜 .... 適量
※写真はにんじん、きゅうり、チコリ、ブロッコリー

ガーリックマスタードソース

（P108参照） .... 適量

つくり方

❶牛肉を冷蔵庫から出して常温に戻し、塩をふっておく。

❷フライパンにサラダ油をひいて強めの中火にかけ、牛肉の表面・裏面をそれぞれ2分ほど焼き、全体に焼き色がついたら火を止める。

❸アルミホイルで❷を2重に包み、30分ほどおいて余熱で中まで火を通す。

❹粗熱が取れたらアルミホイルを外して、包丁を斜めに入れて肉を薄切りにする。お好みの野菜と一緒に盛りつけ、青ねぎと粗挽き黒こしょうをふる。ガーリックマスタードソースでいただく。

体にプラス

肉を焼いてアルミホイルで包むだけで仕上がる簡単ローストビーフ。塊肉ではなくステーキ肉を使用することで、調理時間も短くできます。牛肉の赤身には**免疫力強化に不可欠な鉄分や亜鉛、たんぱく質**が含まれており、緑黄色野菜と一緒に食べるとさらに効果アップ！

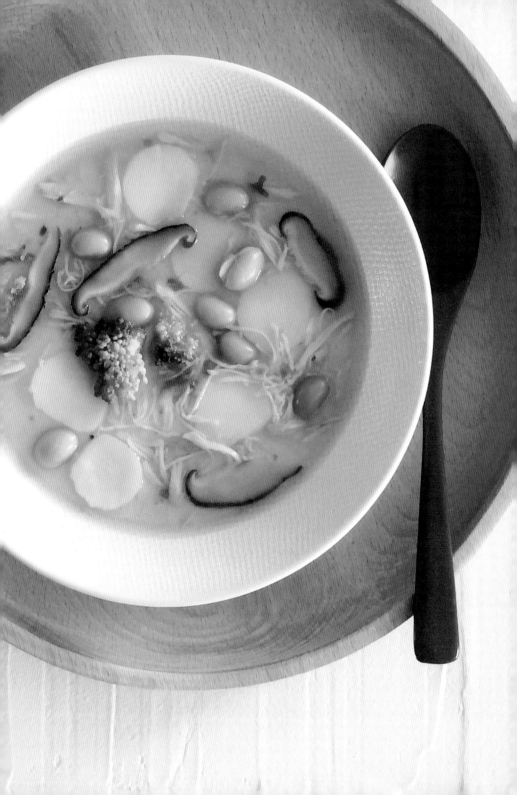

ホタテとカニの餡かけ茶碗蒸し

材料　（2人分）

卵 ……………………………… 2個
ホタテ ………………………… 4個
カニ（缶詰） ………………… 50g
しいたけ ……………………… 2個
枝豆 ………………………… 6 ～ 7個
ブロッコリー ………………… 50g

A｜
だし汁 ……………… 1 ½カップ
塩 …………………… 小さじ1/2

B｜
だし汁 …………………… 1カップ
しょうゆ（薄口） ………… 大さじ1
みりん …………………… 大さじ1
塩 ………………………… 少々

C｜
片栗粉 …………………… 小さじ2
水 ………………………… 大さじ2

つくり方

❶ホタテとしいたけは薄切りにし、枝豆は茹でてさやから出す。ブロッコリーは茹でて小房に分ける。

❷ボウルに卵を泡立てないように溶き、Aを加えて混ぜ合わせる。ザルでこして、耐熱の器に入れる。

❸❷にラップをかけて、電子レンジ（200W※）で12 ～ 14分、加熱する。
※お使いの電子レンジに、W数の表示がない場合は、「弱」「解凍モード」を選択

❹鍋にBを入れて加熱し、温まったらCを入れてとろみをつけ、最後にホタテ、カニ、しいたけを加えてひと煮立ちさせる。

❺❸の上にブロッコリーと枝豆をのせ、❹の餡をかける。

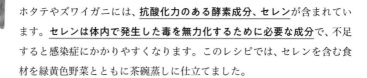

体にプラス

ホタテやズワイガニには、**抗酸化力のある酵素成分、セレン**が含まれています。**セレンは体内で発生した毒を無力化するために必要な成分**で、不足すると感染症にかかりやすくなります。このレシピでは、セレンを含む食材を緑黄色野菜とともに茶碗蒸しに仕立てました。

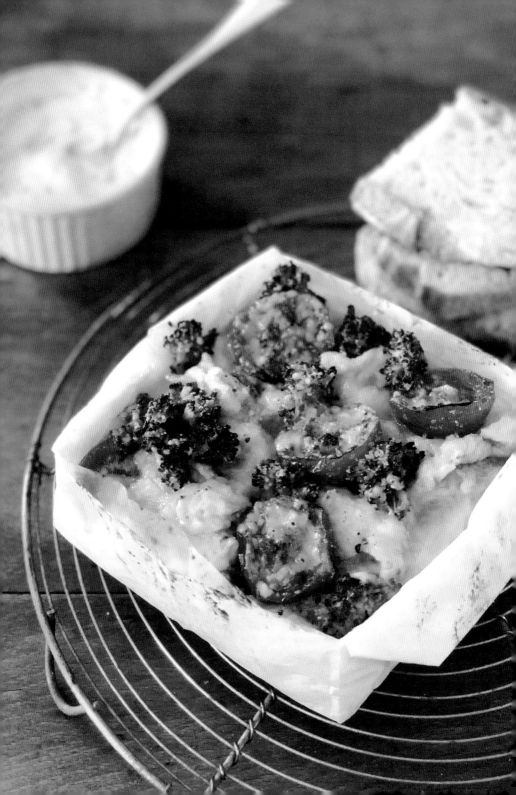

野菜と豆腐のベイクドエッグ

材料　（2人分）

卵 ———————————— 3個
木綿豆腐 ——————————— 80g
長いも —————————————— 50g
※やまのいもなら何でもOK
ブロッコリー ————————— 50g
ミニトマト ———————— 2～3個
パルメザンチーズ ———— 大さじ1
オリーブ油 ————————— 大さじ1

A
┌ 牛乳 ————————— 大さじ1
│ だしのもと（顆粒）—— 小さじ1
│ オリゴ糖（顆粒）—— 小さじ1
└ 塩 ———————————— 少々

つくり方

❶豆腐を軽く水きりし、握りつぶす。

❷ボウルに卵を溶いて、すりおろした長いもと❶を入れ、Aを加えて混ぜ合わせる。

❸ブロッコリーを小房に分け、サッと塩茹でする。

❹オリーブ油をひいたフライパンに❷を入れて強火にかけ、卵が半熟まで火が通ったら❸を加え、軽く混ぜ合わせて火を止める。

❺油（分量外）をぬった容器に❹を入れ、半分に切ったミニトマトをのせ、粉チーズをふって180℃のオーブンで15分ほど焼く。

※オーブントースターでもOK

···体にプラス···

卵と豆腐、チーズ、緑黄色野菜など、免疫力アップの食材を組み合わせたレシピ。卵や豆腐、チーズには**腸粘膜を強化するグルタミン**が豊富。トマトのリコピンやブロッコリーのビタミンEには**抗酸化作用**も。トマトは加熱するとリコピンの吸収率が高まるのでオーブン料理におすすめです。

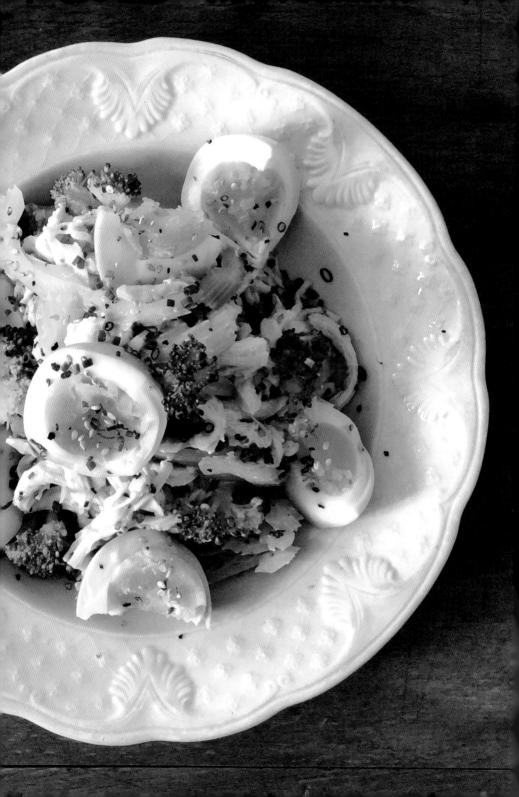

煮卵とささみの親子和え

材料 （2人分）

ゆで卵	2個
鶏ささみ	100g
セロリ	50g
ブロッコリー	50g
マヨネーズ	大さじ1
塩	少々
こしょう	少々
青ねぎ	少々
白ごま	少々

	しょうゆ	大さじ3
	だしのもと（顆粒）	小さじ1
A	オリゴ糖（顆粒）	小さじ1
	水	大さじ2

※Aの代わりにめんつゆでもOK

つくり方

❶Aを火にかけて温め、冷ましておく。Aにゆで卵を入れ、冷蔵庫で1時間ほど漬け込む。

❷セロリは削ぎ切りに、ブロッコリーは小房に切り分ける。

❸ささみを塩茹でし、火が通ったら取り出す。同じ鍋にブロッコリー、セロリの順で入れ、サッと茹でる。

❹ささみを手で細くほぐし、セロリ、ブロッコリーと合わせて、マヨネーズ、塩、こしょうで味を調える。

❺❶に切り目を入れて手で割り、❹と一緒に器に盛りつけ、青ねぎと白ごまを散らす。

体にプラス

必須アミノ酸がバランスよく含まれる鶏肉。中でもささみは脂肪分が少なく、抗酸化作用のあるセレンや代謝に必要なビタミンB群も含まれています。グルタミンが豊富な卵と合わせて、さらに免疫強化！ 低カロリー・高たんぱくなので、ダイエットにもおすすめのレシピです。

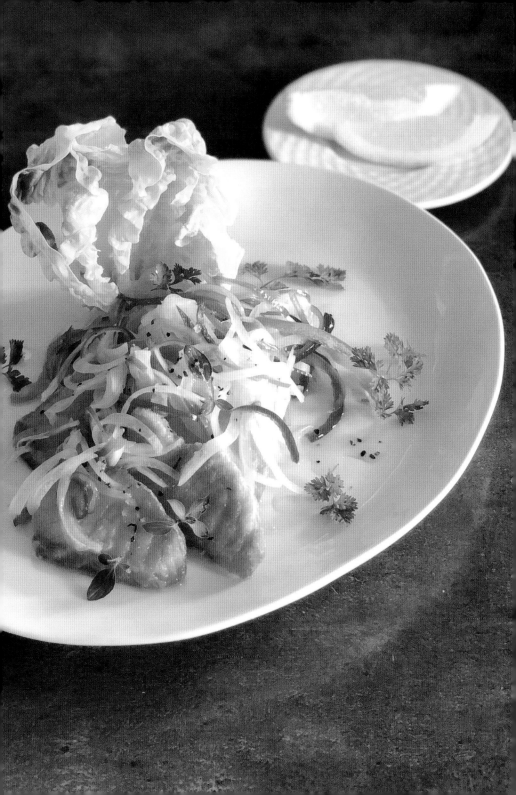

サーモンの即席南蛮漬け

材料 （2人分）

サーモンの切り身	2切れ
パプリカ	30g
塩	少々
片栗粉（または薄力粉）	適量
サラダ菜	4枚
レモン	1/4個
パセリ	少々

※レモンとパセリはお好みで

A
玉ねぎマリネ（P34参照）	大さじ3
オリーブ油	大さじ1
こしょう	適量
タイム	少々

つくり方

❶千切りにしたパプリカとAを合わせてマリネ液をつくる。

❷サーモンを1cm程度の厚さに削ぎ切りして塩をふり、片栗粉をまぶす。

❸多めの油（分量外）を中火で熱し、❷をカラッと揚げ焼きにする。

❹器にサラダ菜と❸を盛りつけ、食べる直前に❶をたっぷりのせる。お好みでレモンやパセリを添える。

COOK MEMO

「つくり方❶」のマリネ液はカリッと素揚げにしたイワシにかけても美味しい。また、サラダのドレッシングとしても活用可能。

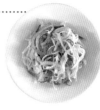

体にプラス

サーモンは現代人に不足しがちな**ビタミンD**を多く含むうえ、**低脂肪・高たんぱく質**でダイエットにもおすすめの食材。サーモンの赤い色素、**アスタキサンチンには活性酸素を除去**する働きもあります。カリッと揚げて、マリネ液に漬けた野菜と一緒にいただくとさっぱりヘルシー！

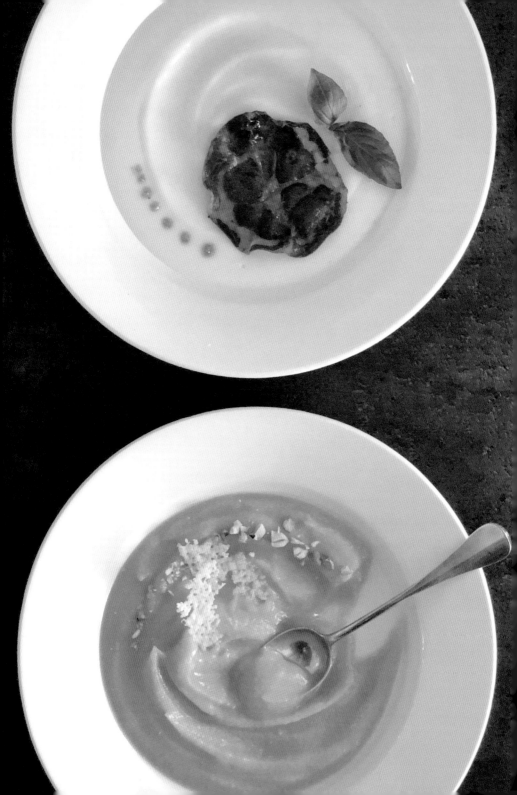

野菜と豆腐のとろとろポタージュ

材料　（2人分）

じゃがいも ································· 3個
※にんじんの場合は3本

絹ごし豆腐 ···························· 100g

牛乳 ·· 1カップ

コンソメのもと（顆粒）···· 小さじ1

バター ···································· 20g

塩 ·· 小さじ1

水 ·· 1カップ

つくり方

❶じゃがいも（またはにんじん）を一口大の乱切りにする。

❷鍋に水と塩、❶を入れて中火にかけ、野菜がやわらかくなったら牛乳と豆腐を加えて火を止める。

❸鍋にハンドブレンダーを直接入れ、とろとろになるまでまわす。

※ハンドブレンダーがない場合は、野菜が崩れるまでグツグツ煮てもOK

❹再度火にかけて、コンソメのもととバターを加えて弱火で温める。

❺器に盛り、お好みでトッピングをのせる。

※写真のトッピングは、カリッと焼いたベーコンとバジル、パリパリチーズピザ（P49参照）

体にプラス

豆腐でとろみをつけたヘルシーなポタージュ。野菜そのものの美味しさを味わえるうえ、豆腐やバターの**たんぱく質**も一緒に摂取できます。アスパラ、かぼちゃ、ブロッコリーなどでもできるので、ぜひいろんな野菜でつくってみてください。冷やして食べるのもおすすめです。

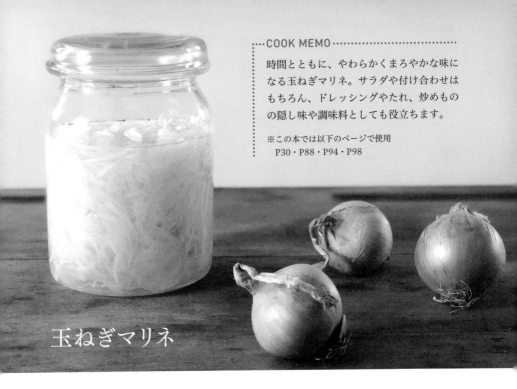

········COOK MEMO ·················

時間とともに、やわらかくまろやかな味に
なる玉ねぎマリネ。サラダや付け合わせは
もちろん、ドレッシングやたれ、炒めもの
の隠し味や調味料としても役立ちます。

※この本では以下のページで使用
P30・P88・P94・P98

玉ねぎマリネ

材料

玉ねぎ ……………………………… 3個

A
| 酢 …………………………… 1カップ
| オリゴ糖 ……………………… 70g
| はちみつ ………………… 大さじ1
| だしのもと (顆粒) ……… 小さじ1
| 塩 ………………………… 大さじ2

※Aの代わりに市販の寿司酢でもOK

つくり方

❶玉ねぎを薄切りにする。

❷Aを合わせ、すべてが溶け合うまで
かき混ぜる。

❸煮沸消毒した瓶に❶を入れて、❷を
注ぐ。

❹冷蔵庫で保存する。

※2週間ほど保存可能

体にプラス

玉ねぎに含まれる硫化アリルは、体内の異物やがんを攻撃するNK細胞*を
活性化。玉ねぎを発酵食品である酢と一緒にとることで血管の修復にも役
立ちます。*ナチュラルキラー細胞

腸内環境を改善して免疫機能をアップ

keyword

腸内細菌

2 : 1 : 7
善玉菌　悪玉菌　日和見菌

のバランスをキープ

全免疫細胞の
約70%が腸で働き、
病原体の侵入を防いでいる

　Chapter 1でお伝えしたように、消化管の中は「体外」です。では、口から入ったものはどこで体内に入るのかというと、それは腸です。

　食べたものは胃液や胆汁などで分解され、ほとんどは小腸で、水分は大腸で吸収されます。**腸の内側はヒダ状になっており、その表面積はテニスコート1～1.5枚分にも相当**します。食べたものを分解・吸収するのにそれほどの表面積が必要とされるということです。

　さらに、腸は体を守る城壁の役割も担っています。口から入ったウイルスや細菌などの病原体は、ある程度は胃酸で殺菌されますが、そこを突破してくる強い病原体を体に入れまいと、免疫細胞が必死に働いているのです。そのため、**全免疫細胞のうち約70%が腸に集結している**といわれています。

　免疫細胞の働きを低下させないためには、**腸内環境を良い状態に保つ必要**があります。私たちも働く環境が悪ければ、仕事の効率は落ちますよね。免疫細胞とて同じことです。

菌のバランスを保ち
腸内フローラを良い状態にキープ

　腸には様々な細菌が生息しており、その数は1000種100兆個以上にのぼり、菌株ごとに群集をつくって腸壁に隙間なくびっしりと張りついて

います。その状態が品種ごとに並んで咲くお花畑（flora）のようであることから、**「腸内フローラ」**と呼ばれています。

　腸内フローラを構成する菌は、「善玉菌」「悪玉菌」「日和見菌」の３種類。悪玉菌はその名のとおり腸内で有毒物質をつくりだす悪い菌で、善玉菌は悪玉菌の侵入や増殖を防ぎ、腸のせんどう運動を促すなど体に有用な働きをする菌です。そして日和見菌は、善玉にも悪玉にも属さず、優勢なほうに味方をする菌です。

　これら３種の菌のバランスは**「善玉菌２：悪玉菌１：日和見菌７」**が理想的といわれています。

腸内環境を整える食べもの

腸内細菌のバランスが崩れると、便秘や下痢、がんやアレルギー、感染症、さらには肥満や自閉症などを招きやすくなります。腸内環境を整える食べものを積極的にとりましょう。

水溶性 食物繊維	ビフィズス菌などの善玉菌は、食物繊維を分解・発酵して、腸を元気にする「短鎖脂肪酸※」をつくる。 ※酪酸、プロピオン酸、酢酸などの有機酸 ●やまのいも、オクラ、菊いも、キャベツ、大根、海藻類　など
発酵食品	発酵食品にはすでに善玉菌が存在。食べることで腸内に善玉菌を増やす作用がある。日本人にはみそや納豆など日本古来の発酵食品が体質に合う。 ●みそ、塩こうじ、納豆、キムチ、チーズ、ヨーグルト　など
ビタミンA	腸内の免疫細胞がつくるIgA抗体（免疫グロブリン）は、侵入してきた病原体の効力をなくすように働く免疫物質。ビタミンAはこの生産に必須。 ●レバー、うなぎ、バター、チーズ、卵、緑黄色野菜　など

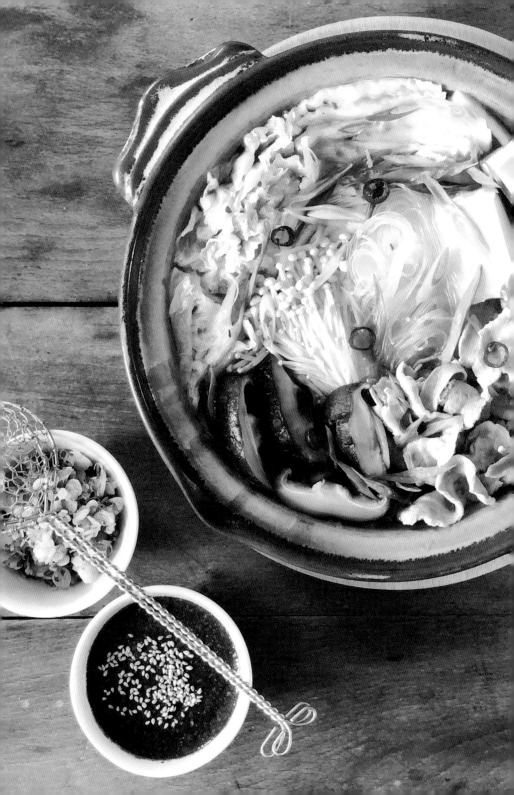

白菜漬けと豚バラの発酵鍋

材料 （2人分）

A
白菜漬け	200〜300g
豚バラ肉 (しゃぶしゃぶ用)	200g
春雨	50g
青ねぎ	2本
えのきだけ	1袋
干ししいたけ	3個
木綿豆腐	1丁

B
だし昆布	10cm
料理酒	大さじ1
鷹の爪 (輪切り)	適宜
※なくてもOK	
水	1ℓ

青ねぎ (薬味用) ……………………… 1本
ごまみそだれ (P108参照) …… 適量
白ごま ……………………………………… 適宜

つくり方

❶ Aの春雨は湯に浸けて戻す。干ししいたけは水に浸けて戻す。

❷ Aの材料を、それぞれ食べやすい大きさに切る。
※白菜漬けは汁ごと使用する

❸ 鍋にBを入れて火にかけ、煮立ってきたらだし昆布を取り出し、❷を入れて15〜20分ほど煮る。

❹ 小口切りにした青ねぎとごまみそだれで食べる。お好みでたれに白ごまをふるのもおすすめ。

···· COOK MEMO ··
白菜漬けの塩分が調味料代わりになるので、鍋のだしは昆布だけでOK!

体にプラス

漬物は**腸内環境を整える発酵食品**。葉物野菜の代わりに白菜漬けを使う発酵鍋には、**乳酸菌などの「善玉菌」が豊富**に含まれています。きのこの食物繊維、豆腐や豚肉のたんぱく質も一緒にとれるので、免疫力アップはもちろん、ダイエットや美肌にも役立ちます。

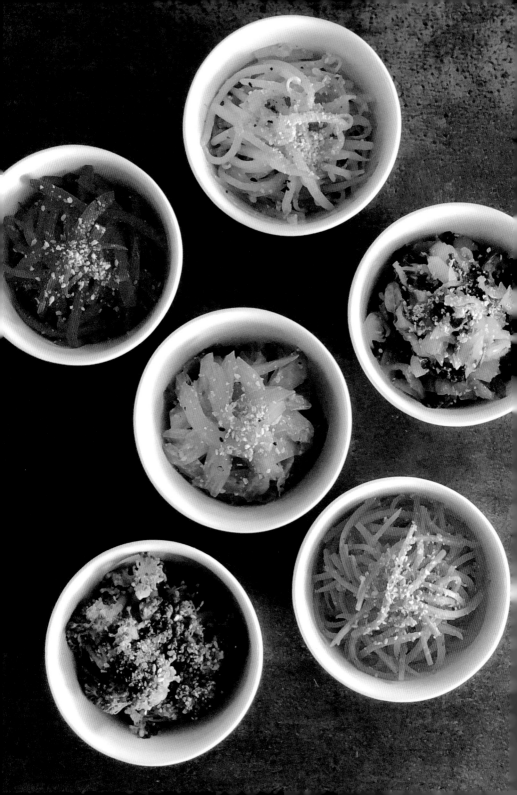

彩り野菜のナムル

材料

お好みの野菜 各300g
※写真はもやし、小松菜、にんじん、
セロリ、ブロッコリー、赤パプリカ

A
┌ ごま油 大さじ1
│ 鶏がらスープのもと（顆粒）
│ 小さじ1
│ すり白ごま 大さじ1
│ おろしにんにく .... 少々
│ 塩 .... 少々
└ こしょう .... 少々

※Aは各野菜300gに対する分量の目安

つくり方

❶ セロリは筋を取って斜め切り、ブロッコリーは小房に分ける。もやしは軽く根切りし、その他の野菜は細切りにする。

❷ 沸騰した湯で❶をそれぞれ1〜2分茹で、ザルにあげてしっかり水をきる。

❸ 野菜の種類ごとに、合わせたAを絡める。

COOK MEMO

焼きおにぎりに野菜のナムルとキムチを合わせると、即席の石焼きビビンバ風に！ ナムルは冷蔵庫で3日ほど日持ちするので、多めにつくってアレンジを楽しんで。

体にプラス

合わせ調味料の主体となるごま油には、リノール酸やオレイン酸といった**不飽和脂肪酸や、セサミン、セレンなどの抗酸化成分**が含まれています。ビタミン豊富な野菜でつくるナムルは、ヘルシーなうえ免疫強化に貢献！炒めものや麺の具材としても重宝しますが、その際は味つけを控えめに。

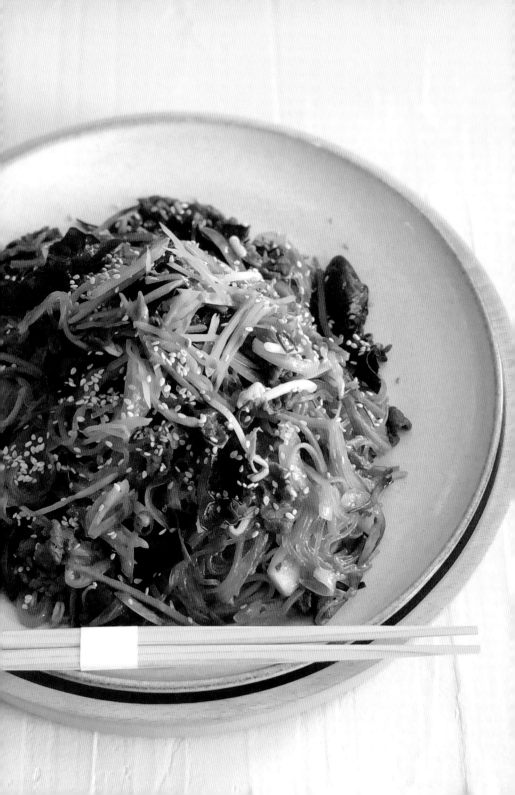

牛肉ときくらげのチャプチェ

材料　（2人分）

牛肉（薄切り）	150g
春雨	50g
乾燥きくらげ	10g
にんじん	50g
もやし	50g
きぬさや	30g
青ねぎ	2本
白菜キムチ	50g
しょうが	10g
ごま油	大さじ2
白ごま	少々

A
- しょうゆ ……… 大さじ5
- みりん ……… 大さじ2
- 鶏がらスープのもと（顆粒） ……… 小さじ2
- 鷹の爪（輪切り） ……… 少々
- 水 ……… 1/2カップ

つくり方

❶ きくらげは水で戻す。春雨は茹でて流水にさらした後、水気をきって適当な長さに切る。きぬさやは電子レンジで1分ほど加熱し、千切りにする。

❷ にんじんは千切り、しょうがはみじん切り、青ねぎは5cm程度の長さに、牛肉は食べやすい大きさに切る。

❸ フライパンにごま油をひき、中火にかけて牛肉を炒める。しょうが、にんじん、青ねぎ、きくらげの順に加え、火が通ったら春雨とAを入れてさらに炒める。

❹ 水分がなくなったところで、もやしとキムチを加えて、すべての材料がなじんだら火を止める。器に盛って、きぬさやをのせ、白ごまを散らす。

体にプラス

きくらげは**免疫細胞を活性化させるβグルカン**や、**粘膜強化に役立つビタミンD**を含む食材。このレシピでは、きくらげと牛肉をメインにしてチャプチェに仕上げました。**緑黄色野菜と発酵食品**のキムチも足して「免疫力増し増し」かつボリューム満点のおかずです。

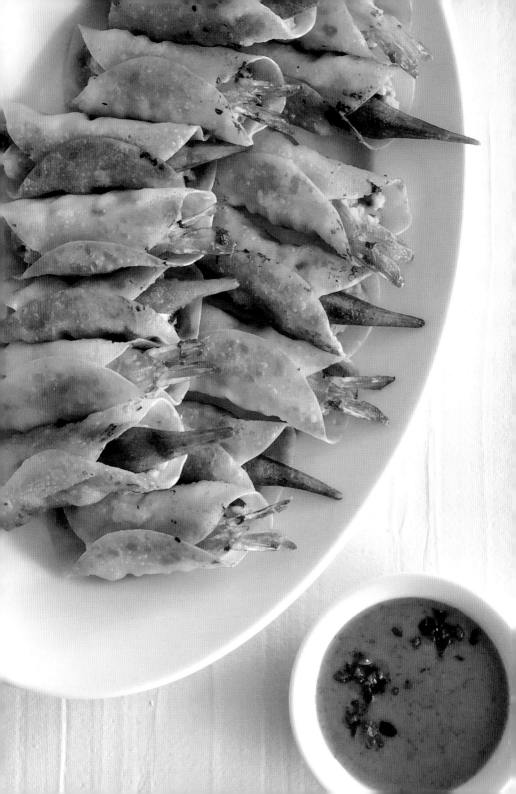

オクラとエビの変わり餃子

材料 （20個分）

豚挽き肉 ……………………… 100g
餃子の皮 …………………… 20枚
オクラ ………………………… 5本
エビ …………………………… 10尾
キャベツ …………………… 100g
にら …………………………… 3本
青ねぎ ………………………… 2本
サラダ油 …………………… 大さじ1
ごまだれ …………………… 適量

A
おろしにんにく ………… 小さじ1
おろししょうが ………… 小さじ1
鶏がらスープのもと （顆粒）
……………………… 小さじ1
ごま油 …………………… 小さじ2
塩 ………………………… 小さじ1/2
こしょう ………………… 小さじ1/2

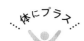

つくり方

❶オクラは板ずりをして縦半分に切る。
エビは殻をむいて背わたを取る。

❷キャベツ、にら、青ねぎをみじん切り
にする。キャベツは塩（分量外）をふっ
て軽くもみ、絞って水気をきる。

❸ボウルに豚肉と❷を入れ、Aを加えて
粘りが出るまで混ぜ合わせる。

❹餃子の皮の中央に❸
とオクラまたはエビ
を置き、皮のふちに
軽く水をつけて巻く
ようにしてとじる。

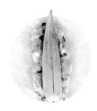

❺フライパンにサラダ油をひいて中火に
かけ、❹を並べて、両面を焼く。ごま
だれをつけていただく。

水溶性食物繊維やビタミン、カルシウムなどを含むオクラは、**腸内環境を整
え、抗がん作用も期待できる食材**。エビには__アルギニンという良質のたん
ぱく質__が含まれています。これらを豚肉餡にくるんで焼く餃子は、おつま
みにぴったり。蒸し焼きにするとまた違った食感が楽しめます。

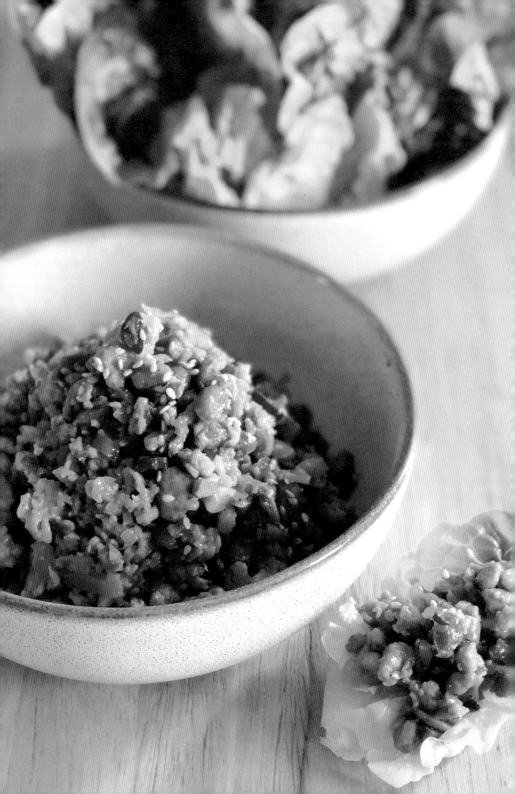

納豆・鶏・野菜のレタス包み

材料 （2人分）

納豆 ……………………… 1パック
※付属のたれ、からしは使用しない

鶏挽き肉 …………………… 100g

玉ねぎ ……………………… 1/2個

れんこん …………………… 50g

ピーマン …………………… 1個

しょうが …………………… 1片

レタス ……………………… 適量

白ごま ……………………… 少々

鷹の爪 （輪切り） ………… 少々

ごま油 ……………………… 大さじ1

A
みそ ……………………… 大さじ1
しょうゆ ………………… 大さじ1
みりん …………………… 大さじ1
鶏がらスープのもと （顆粒）
……………………… 小さじ1

つくり方

❶ 玉ねぎ、れんこん、ピーマン、しょうがは粗いみじん切りにする。

❷ フライパンにごま油としょうがを入れて中火にかけ、香りが立ったら、鶏肉、玉ねぎ、れんこん、鷹の爪を加えて炒める。

❸ しっかり火が通ったらAを加え、全体に照りが出てきたところでピーマンを加える。ピーマンに軽く熱が入ったら火を止める。

❹ ボウルに納豆を入れ、❸を加えて混ぜ合わせる。

❺ 器に盛って白ごまを散らし、食べるときにレタスに包む。

体にプラス

納豆は**腸を整える発酵食品**の代表選手。**たんぱく質、ビタミンB6、カリウム、マグネシウム、鉄分**など、そのまま食べるだけでも栄養豊富ですが、このレシピでは、鶏肉と野菜を合わせてボリュームと栄養をさらにアップ。サラダやおつまみの感覚で食べてください。

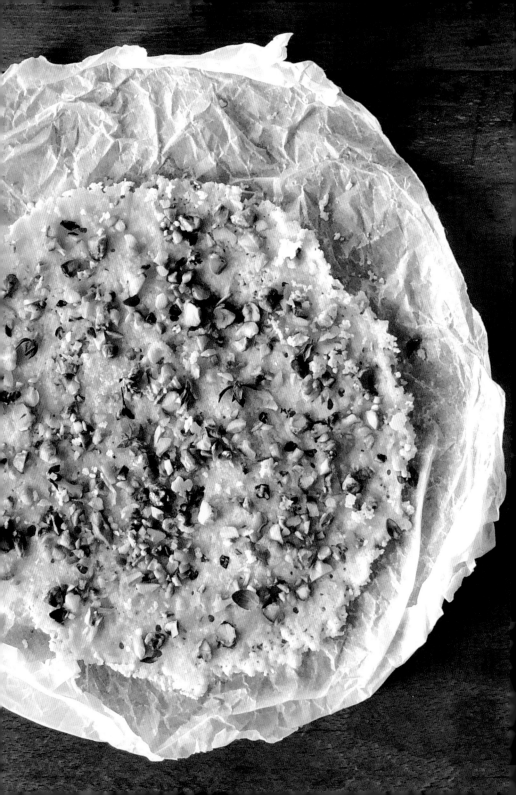

パリパリチーズピザ

材料 （2人分）

パルメザンチーズ ·················· 50g
※ピザ用チーズでもOK

お好みのナッツ ·················· 30g
※アーモンド、カシューナッツ、ピスタチオなどがおすすめ

お好みのハーブ ·················· **少々**
※バジル、タイム、ローズマリーなどがおすすめ

つくり方

❶ フライパンにパルメザンチーズを広げ、弱火にかける。

❷ チーズが溶けて油が浮いてきたら、砕いたナッツと細かく刻んだハーブをちりばめて火を止める。

❸ 冷めてチーズが固まったら、ゆっくりとフライパンからはがす。

···· COOK MEMO ····

あらかじめトッピングを下準備しておき、チーズがやわらかいうちにのせるのがコツ。
海苔やしらす、野菜のスライスなどいろんなトッピングで楽しめる。

···体にプラス···

ササッとできる手軽なおつまみですが、栄養満点！ チーズの中でもパルメザンチーズは、**たんぱく質やカルシウムの含有率がトップクラス**です。**腸を元気にする発酵食品**なので、**免疫力アップ**にも貢献します。風味豊かで食感も楽しめるので、パスタやスープのトッピングにもおすすめ！

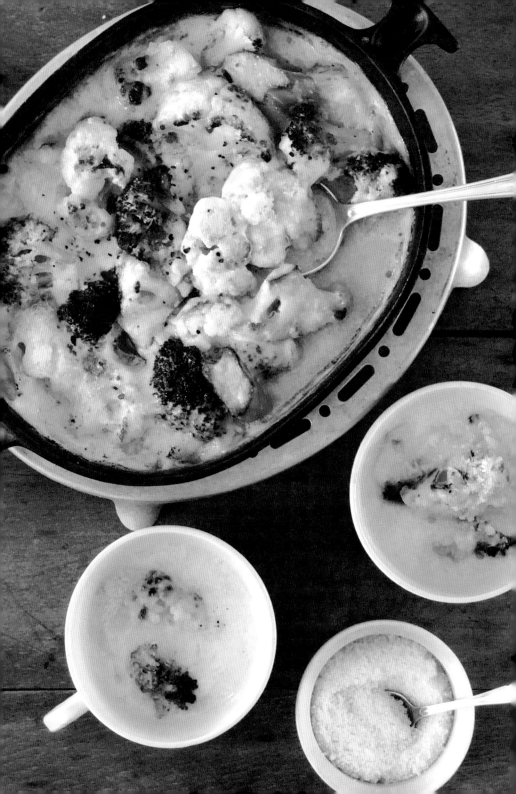

カリフラワーとブロッコリーの豆乳煮

材料 （2人分）

カリフラワー	1/3株
ブロッコリー	1/3株
じゃがいも	1個
玉ねぎ	1個
にんにく	1片
オリーブ油	大さじ2
豆乳	1 ½ カップ
水	1 ½ カップ
コンソメのもと（顆粒）	小さじ2
塩	少々
こしょう	少々
パルメザンチーズ	適量

つくり方

① カリフラワーとブロッコリーを一口大に切り分ける。玉ねぎとにんにくは薄切りにし、じゃがいもはすりおろす。

② 鍋にオリーブ油をひいて中火にかけ、玉ねぎとにんにくを炒め、にんにくの香りが立ったらカリフラワーとブロッコリーを加えて軽く焦げ目をつける。

③ ②に水、コンソメのもと、塩、こしょうを加えて味を調え、じゃがいもを加えて5分ほど煮込む。

④ スープの色が透明になってきたら豆乳を加え、弱火にして10分ほど煮込む。とろみが出てきたら火を止める。器に盛ってパルメザンチーズを散らす。

体にプラス

活性酸素から細胞を守る**抗酸化作用のあるビタミンC**が豊富な、カリフラワー、ブロッコリー、じゃがいもをベースにしたホワイトシチューです。バターと小麦粉を使っていないのでとてもヘルシー！ 仕上げのチーズを多めにして、トースターで焼き目をつけるとグラタン風になります。

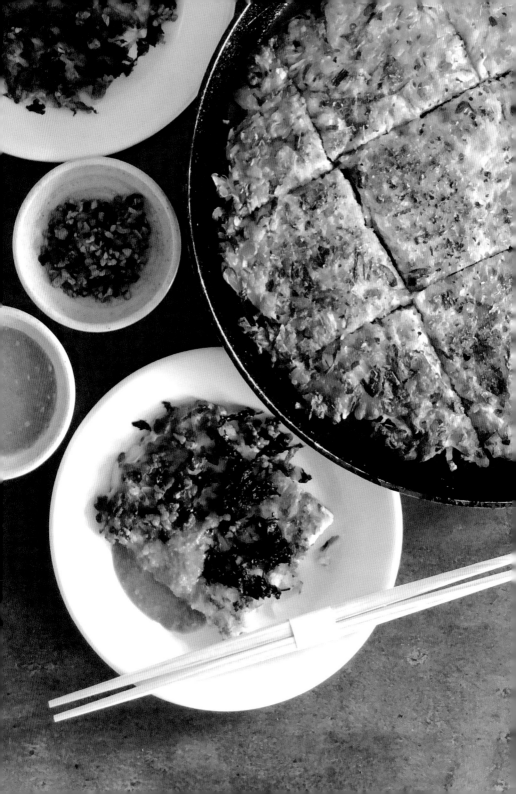

キャベツたっぷりの一口チヂミ

材料 （2人分）

キャベツ	200g
にら	3本
長ねぎ	2本
サラダ油	適量
韓国海苔	適宜
食べるラー油	適宜
ごまだれ	適宜

A
薄力粉	80g
溶き卵	1個分
だしのもと（顆粒）	小さじ1
塩	小さじ1
かつおぶし	適量
紅しょうが	適量
水	1/2カップ

つくり方

❶ キャベツは千切り、にらはざく切り、長ねぎは斜め切りにする。

❷ Aを合わせて生地をつくり、❶を入れてざっくりと混ぜる。

❸ フライパンにサラダ油を多めにひき、❷を薄く広げて両面をカリッと焼く。

❹ 一口大に切り分け、韓国海苔、食べるラー油、ごまだれなどをお好みで添える。

········ COOK MEMO ·········

「つくり方❷」にやまのいも（20g程度）をすりおろして加えると、外はカリカリ、中はモチモチの食感に。

体にプラス

粉を少なめにしてキャベツをたっぷり使う、ヘルシーなチヂミです。キャベツには、**抗酸化作用のあるビタミンC、胃の粘膜の修復を促すビタミンU（キャベジン）、健康な骨をつくるビタミンKが豊富**。加熱によって溶け出すビタミンC・Uをチヂミの中に閉じ込めて一緒にいただきます。

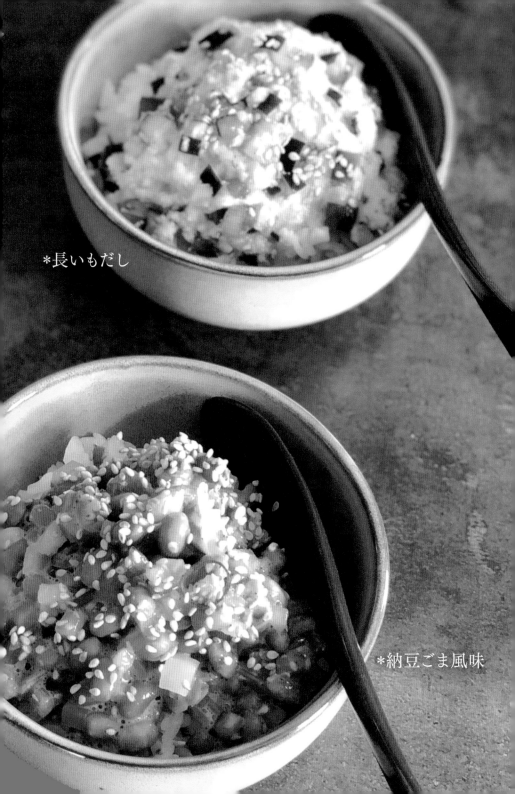

*長いもだし

*納豆ごま風味

ねばねばごはんの供 ＊長いもだし

材料 （2人分）

長いも	30ｇ
きゅうり	1本
なす	1/2本
みょうが	1個
しょうが	20ｇ
白ごま	小さじ2

A
しょうゆ	大さじ3
だしのもと（顆粒）	小さじ1
みりん	大さじ1
酢	大さじ1/2

つくり方

❶ なすを5㎜角に切って、5分ほど水にさらしてアクをぬく。きゅうりとみょうがも5㎜角に、しょうがはみじん切り、長いもはすりおろす。

❷ なすを絞って水気をきり、きゅうり、みょうが、しょうがと合わせる。

❸ ❷にAを加えてよく混ぜ合わせ、冷蔵庫で1時間ほど味をなじませる。

❹ ごはん（分量外）を器に盛り、長いもと❸をかけて白ごまを散らす。

┈ COOK MEMO ┈

「つくり方❸」の状態なら冷蔵庫で3日ほど保存可能。ごはん、素麺、豆腐など「白いもの」によく合うので、常備しておくといざというときに役立つレシピ。

体にプラス

長いもや自然薯などムチンを多く含む食材には、滋養強壮作用があります。さらに体内の粘膜を守り、ウイルスの侵入を防ぐ働きも。ごはんのお供にぴったりのこのレシピは、山形の郷土料理「だし」のアレンジ版。粘り昆布の代わりにすりおろした長いもを使ってスタミナアップ！

ねばねばごはんの供 ＊納豆ごま風味

材料 （2人分）

納豆	1パック
たくあん	20g
きゅうりの漬物	20g
大根の漬物	20g
にんじんの漬物	20g
ごま油	小さじ2
鷹の爪（輪切り）	少々
白ごま	小さじ2

つくり方

❶ 漬物類をそれぞれ5mm角に切る。

❷ 納豆に付属のたれを合わせ、❶と鷹の爪、ごま油を加え、粘りが出るまで混ぜ合わせる。

❸ ごはん（分量外）を器に盛り、❷をかけて白ごまを散らす。

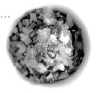

···· COOK MEMO ····

漬物は日持ちがするので、数種類を刻んで合わせて常備しておくと便利。クリームチーズやお刺身などとも好相性なので、サッと合わせてお酒のおつまみに。

···体にプラス···

漬物や野菜を細かく切って納豆と一緒に食べる新潟県魚沼地方の郷土料理「きりざい」。このレシピでは、きりざいにごま油と鷹の爪を足して、インパクトのある味つけに。簡単にできるうえ、**納豆も漬物も腸を元気にする発酵食品**なので、**免疫力アップ**にも貢献します。

体の防御力＆細胞の再生力を高めてウイルスやがんを撃退

抗酸化力・抗炎症力

体の錆びをなくして
がんの発育因子を除去

細胞の再生機能を高めて
がん細胞に打ち勝つ

　細胞は絶えず分裂して新しい遺伝子をコピーしています。**体に炎症があれば細胞を増やして修復に向かいますが、遺伝子に傷がついてしまった場合は、炎症を繰り返してがん細胞化してしまいます。**

　実は健康な人であっても、毎日数千個ものがん細胞が生まれています。それが発症しないのは、発生したがん細胞を免疫細胞がせっせと退治しているからです。それでも中には、免疫細胞の攻撃を突破するがん細胞もあります。それらが異常な分裂・増殖を繰り返したとき、がんが病気として顕在化するのです。

　がん発症の原因は、食事の偏り、喫煙、化学物質、環境汚染、活性酸素や紫外線など様々にあります。特に、乳がんの場合は食事や汚染物質などの環境上のリスクファクターが80％を占め、残りの20％は遺伝的要素であるといわれています。環境や遺伝など、自分ではコントロールしにくいリスクもあるからこそ、体の防御力をあげることがとても大切です。また、肥満になると脂肪細胞が増えて、がんを発育させる因子となるので注意が必要です。

　がんになりにくい体を保つには、以下3つのことがカギとなります。
☑ **抗酸化力をつけて体を錆びさせないこと**
☑ **抗炎症力をつけて細胞に傷がつきにくくすること**
☑ **免疫力をあげてがん細胞と戦える体にすること**

がん予防に役立つ食べもの

抗酸化力・抗炎症力をつける代表的な栄養素はビタミンA・C・E。これらはまとめて「ビタミンACE」と呼ばれています。その他活性酸素の働きを抑え、粘膜の強化・修復に役立つビタミンD、血管を強くするオメガ3（n-3脂肪酸）を含む食材が、がん予防に有効です。

ビタミンC	免疫細胞の産生や機能向上をサポート。免疫細胞は体内に侵入した病原体を様々な活性酸素種を放出して除去するが、その過程で免疫細胞自身にも損傷を与えてしまう。ビタミンCの抗酸化機能は、免疫細胞をそのような自己酸化傷害から守る働きがある。 ● パプリカ、ブロッコリー、かぼちゃ、じゃがいも、れんこん など
ビタミンE	活性酸素による細胞膜の損傷を防ぐ。欠乏すると免疫細胞の機能低下が起こることも。加齢による免疫力低下もEの摂取によって改善する。 ● アーモンドなどのナッツ類、豆類、穀類、緑黄色野菜 など
オメガ3 （n-3脂肪酸）	植物性油脂に含まれるα−リノレン酸や、魚の油に含まれるDHA（ドコサヘキサエン酸）、EPA（エイコサペンタエン酸）などの総称。細胞をつくりだす材料となる他、血液中の脂質濃度を下げ、コレステロールや中性脂肪の合成を抑える。 ● くるみ、アボカド、青魚、亜麻仁油、えごま油 など

※ビタミンA・Dについては、AはP13、DはP13・P84をご参照ください。

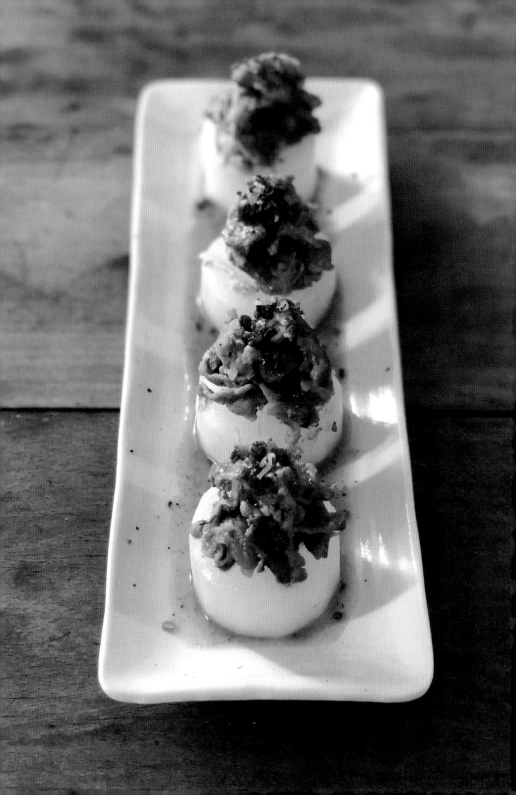

豚肉と大根のカレー煮

材料　（2人分）

豚バラ肉（薄切り） ………… 300ｇ
大根 ……………………… 300ｇ
玉ねぎ …………………… 1/2個
しょうが …………………… 20ｇ
だしのもと（顆粒） ……… 小さじ2
サラダ油 ………………… 大さじ1
塩 ………………………… 小さじ2
水 ………………………… 4カップ
青ねぎ …………………… 適宜

A ［
カレー粉 ……………… 大さじ1
しょうゆ ……………… 大さじ1
みりん ………………… 大さじ1
はちみつ ……………… 小さじ1
］

つくり方

❶大根は3㎝幅に、玉ねぎは1㎝幅に、しょうがは千切りにする。豚肉は一口大に切る。

❷鍋にサラダ油をひいて中火にかけ、豚肉を炒める。焦げ目がついたら水を入れ、アクを取りながら煮る。アクが出なくなったら大根としょうがを加え、塩とだしのもとで味を調える。

❸大根がやわらかくなったら取り出し、玉ねぎとAを加えて弱火で煮る。

❹豚肉がやわらかくなり、汁が煮詰まって照りが出てきたら取り出し、大根と一緒に盛りつける。お好みで青ねぎを散らす。

体にプラス

疲労回復を助けるビタミンB1や良質のたんぱく質を含む豚肉と、食欲をそそるカレースパイスは好相性。カレー粉に使われるターメリックには、肝機能や脳機能を向上させる働きも。こってりした豚肉のカレー煮をあっさりした大根と一緒に食べることで味のハーモニーを楽しめます。

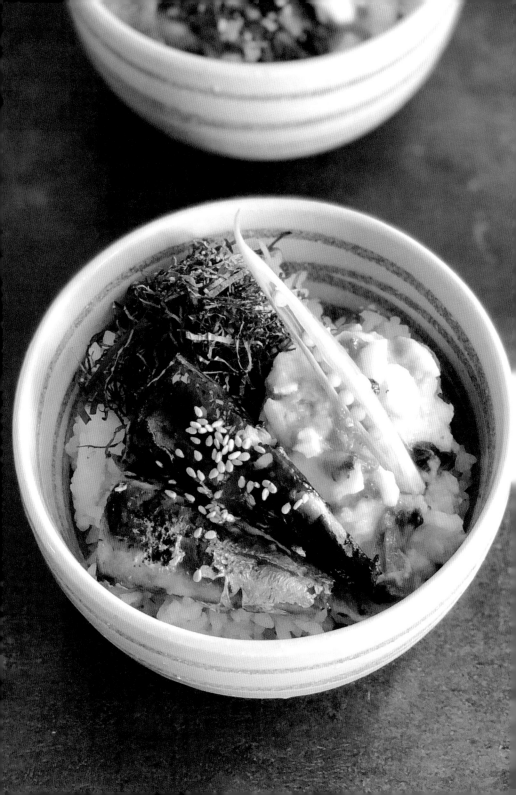

オイルサーディンと梅とろろごはん

材料　（2人分）

オイルサーディン 1缶
長いも 80g
梅干し 4個
大葉 .... 5〜6枚
オクラ 1本
しょうゆ 大さじ1
みりん 大さじ1
白ごま .... 適量
ごはん 茶碗2杯分

つくり方

❶ フライパンを中火にかけ、軽く油を
きったオイルサーディンとしょうゆ、
みりんを入れて照り焼きにする。

❷ 長いもを包丁でたたき、種を取り除い
た梅干しと和える。

❸ 大葉を千切りにする。オクラは板ずり
をして水洗いし、縦半分に切る。

❹ ごはんに❶、❷、❸を盛りつけて白ご
まをふる。

---- COOK MEMO ··························

オクラの板ずりとは？

「板ずり」とは、きゅう
りやオクラなどに軽く
塩をまぶして、まな板の上で押し転がす下処
理の方法。このひと手間でオクラのうぶ毛が
取れてなめらかな口当たりに。

体にプラス

長いもには**腸の有害物質を吸着して体外へと排出を促す水溶性食物繊維**や、
胃の粘膜を守るムチンが含まれます。このレシピは、腸を元気にする長い
もと、**必須脂肪酸のEPA**を含むオイルサーディン、**殺菌作用**のある梅干し
を合わせたもの。飾りに使ったオクラにもムチンが含まれています。

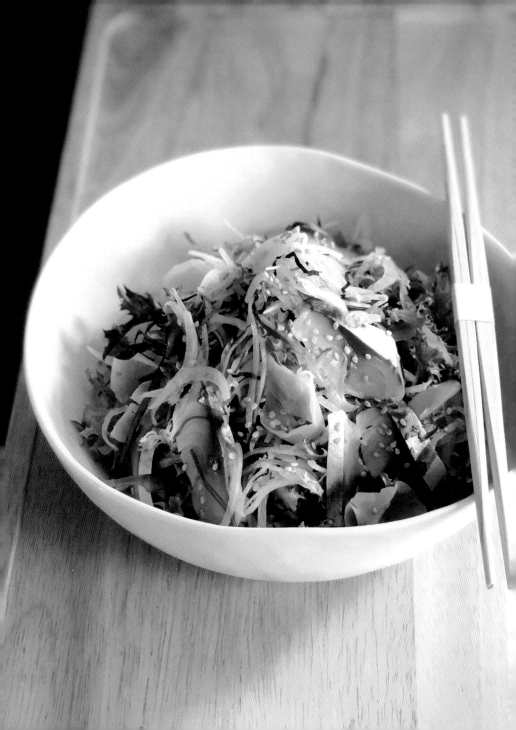

しめ鯖大根サラダ　ガリソース

材料　（2人分）

しめ鯖	1枚（約100g）
大根	100g
きゅうり	1本
玉ねぎ	1/2個
サラダ菜	4枚
大葉	3枚
海藻（生食用）	適量
ガリ	20〜30g
白ごま	適量

A		
	ガリの漬け汁	大さじ3
	しょうゆ	大さじ1
	みりん	小さじ1

つくり方

❶しめ鯖は薄い削ぎ切りにする。大根、きゅうり、大葉は千切りに、玉ねぎは薄切りにし、サラダ菜は小さくちぎる。野菜類は水にさらしてパリッとさせ、しっかり水きりしておく。

❷❶に海藻とガリを合わせてざっくりと混ぜ、器に盛って白ごまを散らす。

❸Aの合わせ酢を回しかける。

COOK MEMO

ガリの漬け汁に、粗くつぶした梅干しを混ぜて、梅味ドレッシングに！

体にプラス

「青魚の王様」の異名をもつサバ。**がんや動脈硬化、心筋梗塞などの予防**に役立つ**DHAとEPA、抗酸化作用のあるセレン**が豊富に含まれています。生のしょうがには**殺菌作用**もあるので、ガリの漬け汁もドレッシングに使っています。

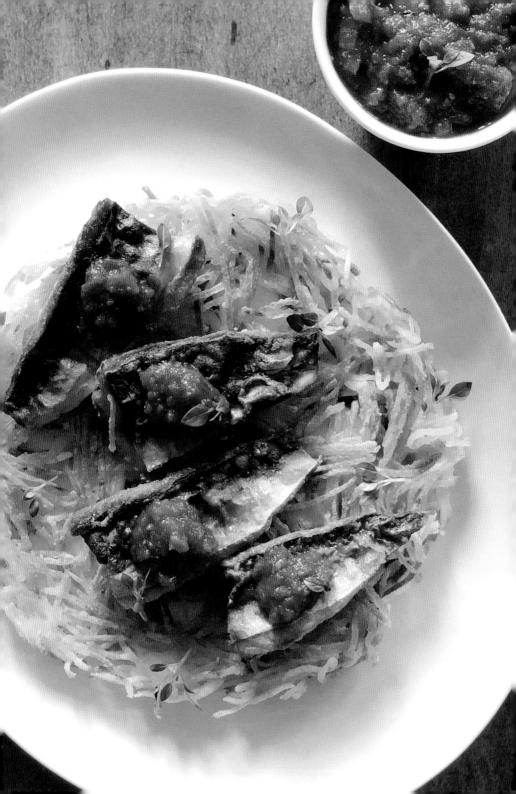

サバとじゃがいものカリカリ焼き

材料 （2人分）

サバ（三枚におろしたもの）… **1尾分**
じゃがいも ································· **2個**
バター ································· **15g**
サラダ油 ······························ **適量**
薄力粉 ································· **適量**
塩 ····································· **適量**
こしょう ······························ **少々**
ハーブ ································· **適量**
※タイムやローズマリーがおすすめ

トマトソース（P109参照）····· **適量**
※市販のトマトソースでもOK

つくり方

❶ サバに軽く塩をふって4切れに分け、薄く薄力粉をまぶす。フライパンにサラダ油をひいて中火にかけ、両面をカリッと焼く。

❷ じゃがいもは千切りにして、塩少々と、こしょうをふる。

❸ フライパンにバターとサラダ油を入れ、❷を平らに広げて入れ、両面とも色づくまで焼く。

❹ 器に❸と❶をのせて、トマトソースと一緒に食べる。お好みでハーブを散らしても美味しい。

体にプラス

サバには**必須脂肪酸のDHAやEPA、カルシウムの吸収や粘膜強化に役立つビタミンD**が含まれています。**ビタミンCが豊富**なじゃがいもとサバを合わせたこのレシピは、青魚と相性のいいバターを使ってカリッと焼き上げた、食感も楽しい一皿です。

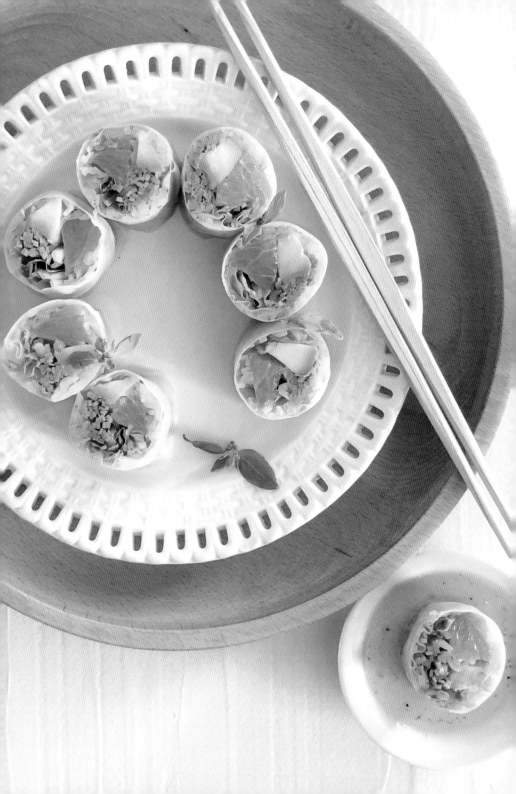

ビタミンカラーの生春巻き

材料　（2本分）

キャベツの葉	4枚
にんじん	1/2本
水菜	1/4束
オレンジ	1個

※ネーブルやみかんでもOK

アボカド	1/2個
生春巻きの皮	2枚
ハーブ	適宜

※ミントやバジルがおすすめ

A
オリーブ油	大さじ3
玉ねぎマリネ（P34参照）の汁	大さじ2
はちみつ	大さじ1
塩	少々
こしょう	少々

つくり方

❶にんじんとキャベツを千切りにし、耐熱容器に入れて軽く水をふり、電子レンジで2分ほど加熱したあと、冷ましておく。

❷水菜は6㎝程度の長さに切る。アボカドは6等分に、オレンジは8等分に切る。

❸水にくぐらせて湿らせた生春巻きの皮に❶と❷を半量ずつ並べて巻く。

❹4等分に切り分け、Aのドレッシングを添える。ハーブを飾りで添えると、さわやかな香りも楽しめる。

体にプラス

抗酸化作用の高い果物と野菜を包んだ生春巻きです。胃腸の働きを助けるキャベツ、粘膜を強くするにんじん、**食物繊維とビタミンE・C、さらにオレイン酸も含むアボカドや、ビタミンCたっぷりのオレンジの組み合わせで美肌効果**も。断面のさわやかな彩りが食卓を華やかにします。

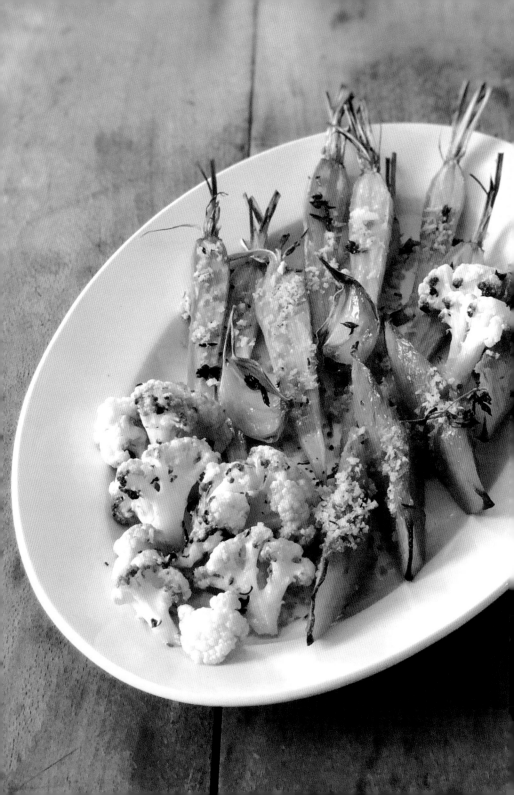

ACE野菜のグリル　スパイスパン粉のせ

エース

材料　（2人分）

にんじん	2本
かぼちゃ	1/4個
カリフラワー	1/4株
にんにく	2片
オリーブ油	適量
塩	少々
こしょう	少々
スパイスパン粉（右下参照）	適量
お好みのハーブ	適量

※タイムやローズマリーがおすすめ

つくり方

❶野菜類は食べやすい大きさに、にんにくは皮つきのまま半分に切って、オリーブ油を全体に絡めて塩、こしょうをふる。

❷オーブンシートを敷いた天板に❶を並べ、200℃のオーブンで20分ほど焼く。

※魚焼きグリルでもOK

❸野菜に竹串がすっと刺さるようになったら器に盛り、スパイスパン粉とハーブを散らす。

・COOK MEMO・

スパイスパン粉のつくり方
パン粉、カレー粉などお好みのスパイス、粉チーズを少量のオリーブ油で炒めて、塩、こしょうで軽く味をつける。サラダやスープ、グラタンのトッピングにも！

体にプラス

抗酸化力・抗炎症力の強いビタミンA・C・Eを一度にとれる、簡単レシピです。野菜を大きめに切って焼くことで、自然な甘みを引き出し、トッピングのスパイスパン粉とお好みのハーブで味を引き締めます。「スパイス＋ハーブ」はがん細胞撃退にも有効です。

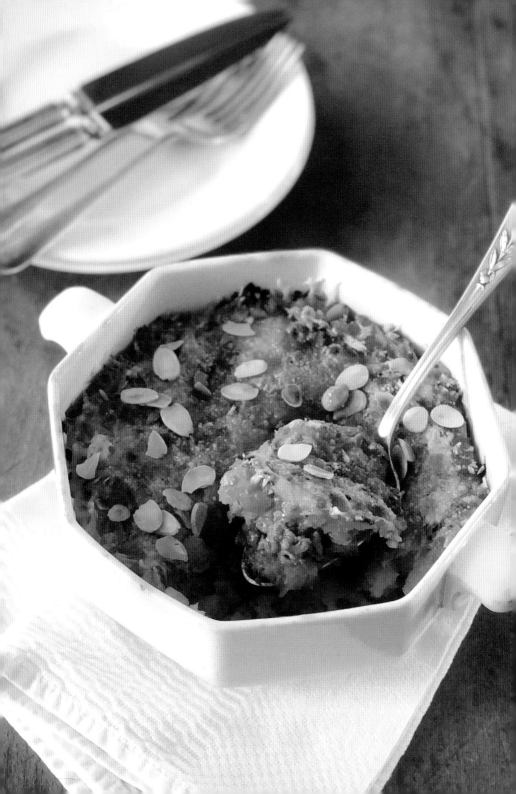

マッシュかぼちゃとお肉の重ね焼き

材料 （3〜4人分）

かぼちゃ	500g
豚挽き肉	200g
玉ねぎ	1個
豆乳	60mℓ
バター	20g
オリーブ油	大さじ1
塩	少々
こしょう	少々
水	1カップ
パルメザンチーズ	大さじ1
アーモンドスライス	適量

つくり方

❶ かぼちゃは種とわたを取り一口大に切る。玉ねぎは粗いみじん切りにする。

❷ 鍋にかぼちゃと水を入れて弱火にかけ、ふたをして蒸し煮にする。かぼちゃがやわらかくなったら火を止め、ふたを取って余熱で水分を飛ばす。

❸ ❷をフォークの背などでつぶし、バターと豆乳を加えて混ぜる。

❹ フライパンにオリーブ油をひいて中火にかけ、玉ねぎと豚肉を炒めて塩、こしょうで味を調える。

❺ 耐熱容器に❹を広げて、上から❸を平たく重ねる。パルメザンチーズをふりかけ、アーモンドスライスをのせて、オーブントースターで10分ほど焼く。

…体にプラス…

βカロテン、ビタミンE・Cが豊富に含まれるかぼちゃ。βカロテンとビタミンEは脂溶性のため、肉と一緒に食べると効率よく栄養を摂取できます。このレシピではビタミンB群が豊富な豚肉、カルシウムが豊富なチーズと合わせました。多めにつくって、コロッケにしても美味しいですよ。

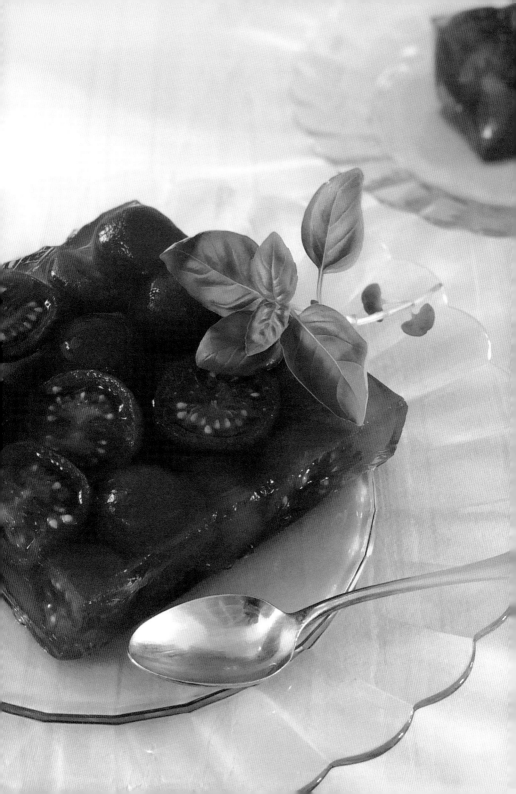

トマトのゼリー寄せ

材料　（2人分）

ミニトマト ································· 10個
粉ゼラチン ······························ 7g

A
- 水 ································· 1 ½カップ
- オリゴ糖（顆粒） ·········· 大さじ2
- レモン汁 ························ 大さじ2

※ゆず酢でもOK

つくり方

❶熱湯にくぐらせて湯むきしたミニトマトを半分に切る。

❷Aを火にかけて軽く温め、沸騰する前（約60℃）に火からおろし、ゼラチンを溶かす。

※火を入れすぎるとゼラチンが固まりにくくなるので注意

❸容器にトマトを敷き詰め、❷が熱いうちに上から注ぐ。粗熱が取れたら冷蔵庫に入れて冷やし固める。

※食べる際、お好みでバジルなどを飾るときれい

体にプラス

リコピン、βカロテン、ビタミンC、カリウム、クエン酸など、トマトには抗酸化作用、疲労回復作用など体に役立つ成分がぎっしり。特にミニトマトは普通のトマトより栄養価が格段に高い食材です。ほんのり甘いゼリーで固めると、見た目もキュートな癒しの一皿に。

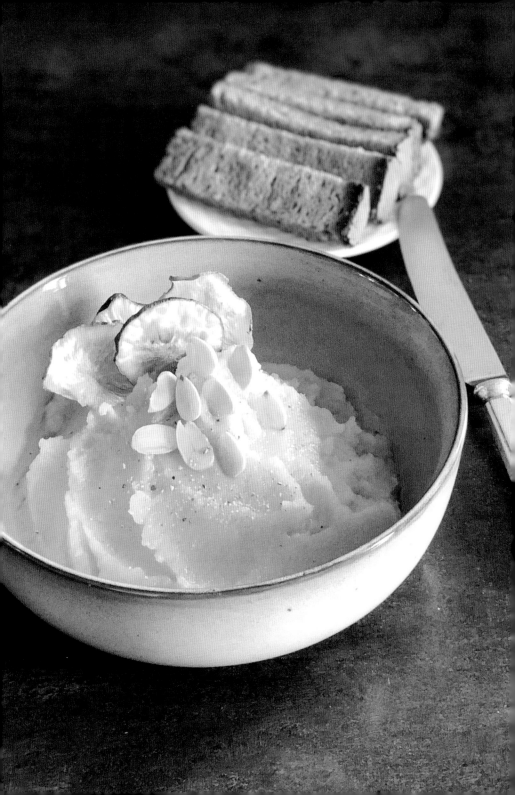

菊いものディップ

材料 （2人分）

菊いも ································ 300g
玉ねぎ ································· 50g
コンソメのもと （顆粒）···· 小さじ1
バター ································· 15g
生クリーム ······················ 大さじ1
ローリエ ····························· 2枚
塩 ·· 少々
こしょう ······························ 少々
水 ······························· 1/2カップ
お好みのトッピング ············· 適宜
※アーモンドスライスや菊いもチップス
（P78参照）がおすすめ

つくり方

❶菊いもは一口大に、玉ねぎは四つ切りにする。

❷鍋に❶、水、コンソメのもと、ローリエを入れて弱火にかけ、ふたをして蒸し煮にする。菊いもがやわらかくなったら火を止める。

※やわらかくなる前に水気がなくなったら少し水を足す

❸❷からローリエを取り出し、バターと生クリームを加え、ハンドブレンダー（またはミキサー）でピューレ状にして塩、こしょうで味を調える。

❹器に盛り、お好みでアーモンドスライスや菊いもチップスなどをトッピングする。

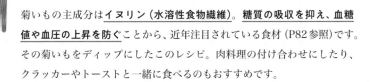

体にプラス

菊いもの主成分は**イヌリン（水溶性食物繊維）**。**糖質の吸収を抑え、血糖値や血圧の上昇を防ぐ**ことから、近年注目されている食材（P82参照）です。その菊いもをディップにしたこのレシピ。肉料理の付け合わせにしたり、クラッカーやトーストと一緒に食べるのもおすすめです。

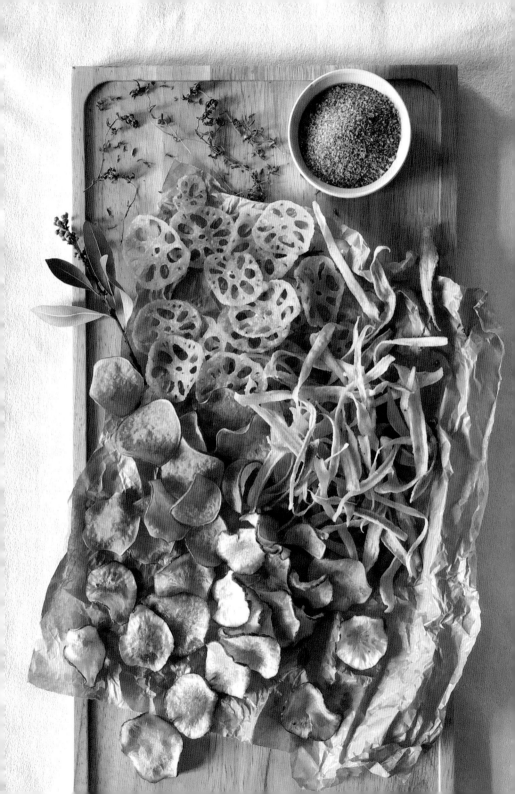

根菜チップス

材料 （2人分）

根菜 ……………………… 各80g程度
※写真はさつまいも、菊いも、れんこん、ごぼう

揚げ油 ……………………………… 適量

A ⎡ 塩 ……………………………………… 適量
　⎢ こしょう ………………………… 適量
　⎣ ハーブ ……………………………… 適量

※材料を合わせてすり鉢でする

つくり方

❶根菜を水洗いし、皮つきのまま2mm程度の薄切りにして、表面のぬめりが取れるまで水にさらす。

❷❶をペーパータオルに広げて、余分な水分を拭き取って乾かす。

❸揚げ油を160〜170℃に熱し、❷をときどきひっくり返しながらカリッとするまで揚げる。

※いっせいに揚がるので、焦がさないように揚がったらすぐに油から出す

❹油をきってAのハーブ塩をふりかける。

···· COOK MEMO ····
水洗いでぬめりを取って乾かすことがカリッと仕上げるコツ。

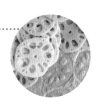

···体にプラス···

野菜の素揚げは栄養素の損失が少ない調理法。特に水分が少ない根菜類は野菜チップスにぴったり。市販のチップスは油の酸化やトランス脂肪酸の摂取が心配なものが多いですが、自家製はそこが安心。おやつやおつまみはもちろん、サラダやスープ、カレーなどのトッピングにも使えます。

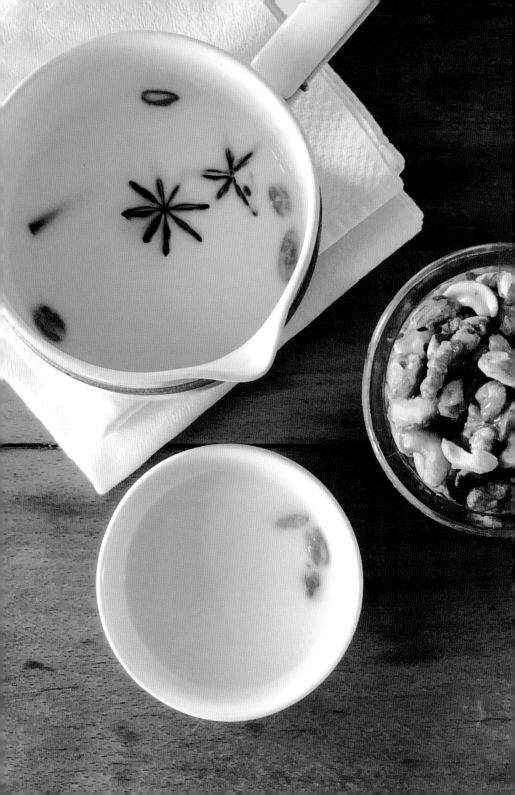

緑茶チャイ

材料 （2人分）

緑茶（葉）................ 大さじ1
牛乳 1½カップ
水 1カップ

A
シナモンスティック 1本
※シナモンパウダー小さじ1でもOK

カルダモン .... 5～6粒

八角 .... 1～2個
※カルダモンや八角がない場合は、スライスしたしょうがが2枚でもOK

つくり方

❶鍋に水を入れて沸かし、Aのスパイスを入れて10分ほど弱火で煮出す。

❷緑茶の葉をお茶・だしパックに入れて❶に加え、火を止めて5分ほどおく。

❸牛乳を加えて弱火にかけ、ひと煮立ちさせたらお茶・だしパックを取り出す。
※お好みで、はちみつや砂糖を加えてもOK

···· COOK MEMO ·····
ナッツの甘露煮のつくり方
フライパンに砂糖・水・しょうゆを入れて煮詰め、くるみなどお好みのナッツに絡める。くっつかないように、熱いうちにオーブンシートに広げて冷ます。緑茶チャイのお供にぴったり！

···体にプラス···

紅茶の代わりに緑茶でつくるチャイは、**抗ウイルス・抗菌作用**のあるカテキンと、**抗酸化作用**のあるシナモンや**血行を促す**八角などのスパイスの力で、インフルエンザや感染症予防に役立ちます。ぜひ、**オメガ3脂肪酸**を多く含むくるみのお菓子と一緒に！

いま、注目の食材

菊いも

しょうがのようなゴツゴツした見た目の菊いもは、キク科の植物。「天然のインシュリン」といわれる多糖類イヌリン（水溶性食物繊維）を含み、腸内環境を整えるうえ、低カロリーでダイエット効果も期待できます。さらに、血糖値の上昇を抑制する作用をもつことから糖尿病予防に役立ち、免疫力向上をサポートする亜鉛やセレンも含まれています。ほんのり甘みのある味なので、汁ものや鍋料理、炒めものや煮物、チップスなどオールマイティに活用できます。

※菊いもを使ったレシピ P76 P78

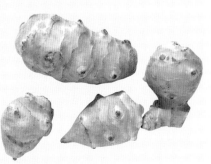

ブロッコリースプラウト

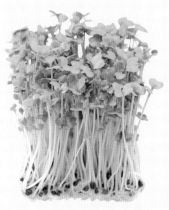

近年、サラダ野菜として注目されているブロッコリースプラウト。かいわれ大根と似た姿をしていますが、こちらはブロッコリーの新芽です。ビタミンCやβカロテンなどを含んでいますが、注目すべきはスルフォラファンという成分。これはファイトケミカル（P86参照）の一種で、解毒・抗酸化・抗炎症作用の他、肝機能を改善する働きもあるといわれています。クセがなくやわらかいので、サラダやサンドイッチの具材にぴったりです。

黒にんにく

　殺菌・抗菌作用があり、滋養強壮にも役立つにんにくは、料理の臭み消しや香味づけにも欠かせない食材。そのにんにくを熟成・発酵させた黒にんにくは、普通のにんにくより栄養価がはるかに高く、強い抗酸化作用をもつS-アリルシステインや、自律神経を調整するアリチアミンなども含まれています。免疫力アップ、疲労回復、冷え性改善など健康をサポートするうえ、コラーゲンの生成、血管の老化予防などアンチエイジング効果も期待できるパワー食材です。

サバ

　日本の食卓ではおなじみの魚、サバ。最近では和食だけではなく、サラダやパスタなど、洋食の具材としても使われるようになりました。それというのもサバには、脳や神経の機能を活性化させるDHA（ドコサヘキサエン酸）や、血中コレステロールや中性脂肪を減らし血液をサラサラにするEPA（エイコサペンタエン酸）、粘膜強化に役立つビタミンDが豊富に含まれているからです。食べることで、動脈硬化や心筋梗塞などの危険から私たちを守ってくれます。

※サバを使ったレシピ P64 P66

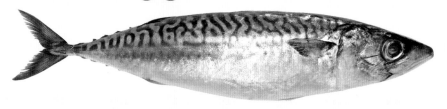

いま、注目の栄養素

ビタミンD

「ビタミン」といえばA・B・Cがあまりにも有名。それだけに、ビタミンDはなじみのない栄養素かもしれませんが、実は近年、その働きが解明され、健康維持への貢献度が高いことがわかってきました。特に免疫分野ではトピックとして注目されていいます。

これまで、ビタミンDはカルシウムやリンの吸収を促進し、骨を健康に保つことで知られていましたが、現在ではそれに加えて粘膜細胞の成長を促進してバリア機能を高め、口から入った物質が腸壁から体内に入る際、きっちり制御することがわかっています。つまり、ビタミンDは免疫細胞の防御力を左右する栄養素なのです。

ビタミンDは食べものからとる以外にも、紫外線を浴びることでも合成されます。しかし、近年の日本人は紫外線を浴びることが少なく、ビタミンDが欠乏している人が多いようです。そうなると免疫細胞の守りがゆるくなり、病原体が体内に侵入しやすくなります。現代の日本人がインフルエンザにかかりやすかったり、アトピー性皮膚炎や花粉症などのアレルギーが悪化しやすかったりするのは、D不足に起因すると考えられています。

ビタミンDは、サケやしらす干し、きのこ類などに豊富に含まれています。脂溶性ビタミンなので、油と一緒にとることで効率的に栄養をとりこむことができます。

ハーブ・野菜のもつファイトケミカルでがんを予防

植物に秘められた
抗酸化力に注目!
ファイトケミカルの働き

　この本では、免疫力向上やがん予防に食べものに含まれる栄養素が役立つことをお伝えしてきました。特に野菜類は健康維持への貢献度が高いので、ぜひ毎日の食事に取り入れてもらいたいと思います。

　私が野菜の摂取をおすすめする理由は、もうひとつあります。野菜など植物性の食べものには、栄養素の他に、植物だからこそ持ち得る「**ファイトケミカル**」も含まれているからです。

　これは「phyto/植物 ※ギリシャ語」「chemical/化学物質」の名が表すとおり、**植物の色素や香り、渋み・苦み、アクなどの機能性成分**を指します。植物は地面に根を張って生きるため、外敵に襲われても逃げることができません。そのためファイトケミカルを自らつくりだして、紫外線や害虫などから自分の身を守っているのです。

　その力は人体にも有効で、**ほとんどのファイトケミカルには抗酸化作用があり、体内の過剰な活性酸素を無害化するとともに、免疫力の向上、がんなど生活習慣病の予防や肥満予防、老化防止などに役立つ**ことがわかっています。

　ファイトケミカルの数は現在わかっているだけで、1万種以上といわれています。それぞれ化学構造の違いによって人体への働きも違うため、単体でとるよりもいくつか組み合わせてとると、より高い効果を期待できます。

代表的なファイトケミカル

ファイトケミカルは、その性質などから「ポリフェノール」「カロテノイド」「テルペン」「イオウ化合物」「糖関連物質」の大きく5つに分類することができます。抗酸化作用の他にも様々な働きがあるので、以下に代表的なファイトケミカルについて簡単にまとめました。ぜひ参考にしてください。

成分		食材	抗酸化作用＋αの働き
ポリフェノール	アントシアニン	なす、ブルーベリー	眼精疲労回復 動脈硬化の抑制
	カテキン	緑茶、紅茶	殺菌作用 血糖値の抑制
	イソフラボン	大豆、ひよこ豆	女性ホルモン調整 冷え性改善
カロテノイド	βカロテン	にんじん、かぼちゃ	抗がん作用 皮膚・粘膜強化
	リコピン	トマト、すいか	血流改善 生活習慣病予防
テルペン	ジテルペン	ローズマリー、セージ	抗がん作用 消化吸収の促進
	リモネン	柑橘類	消化吸収の促進 新陳代謝の促進
イオウ化合物	硫化アリル	ねぎ、にんにく	抗がん作用 抗菌作用
糖関連物質	βグルカン	きのこ類	抗がん作用 免疫力向上

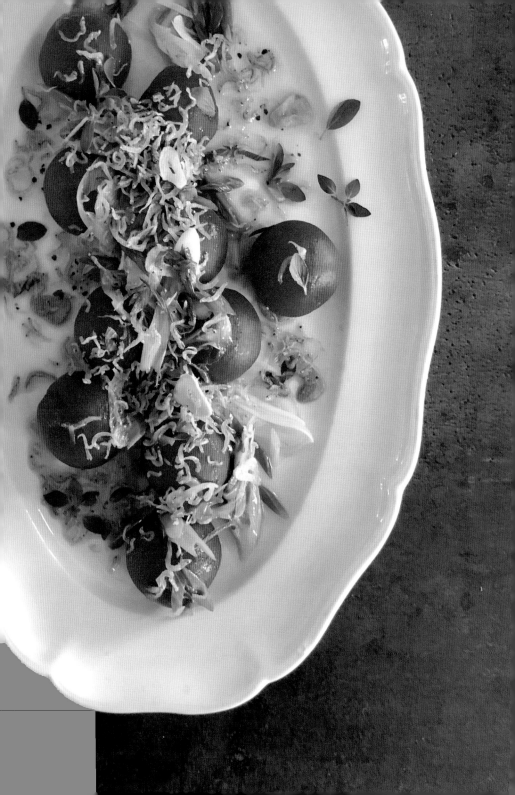

トマトとカリカリじゃこのねぎ油がけ

材料 （2人分）

ミニトマト ……………………… 10個
長ねぎ ……………………………… 1本
ちりめんじゃこ …………………… 10ｇ
にんにく …………………………… 1片
玉ねぎマリネ（P34参照）の汁
　…………………………………… 大さじ2
オリーブ油 ……………………… 大さじ3
塩 …………………………………… 少々
こしょう …………………………… 少々
ハーブ ……………………………… 少々
※オレガノがおすすめ

つくり方

❶熱湯にくぐらせて湯むきしたミニトマトと玉ねぎマリネの汁を合わせて、味をなじませておく。

❷にんにくは薄切り、長ねぎは斜め切りにする。

❸フライパンにオリーブ油、❷、ちりめんじゃこを入れて、塩、こしょうをふり、具材が色づくまで中火にかける。

❹❶を器に並べ、❸が熱いうちに回しかけ、ハーブを散らす。

体にプラス

抗酸化作用の高いトマトが主役のレシピです。一匹丸ごと食べるちりめんじゃこは、栄養バランスが抜群！ **骨をつくるカルシウム**や、**カルシウムの吸収を助けるビタミンD**も豊富に含まれています。調理時間も短く、熱々のねぎ油を回しかけるときの「ジャッ！」という音も食欲をそそります。

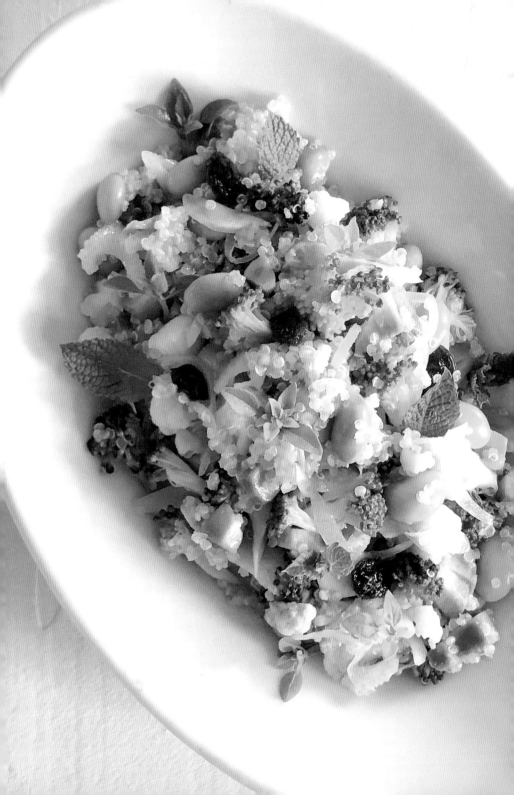

緑のキヌアサラダ

材料　（2人分）

キヌア	80g
カリフラワー	50g
ブロッコリー	50g
グリーンアスパラガス	2本
枝豆	6個
アボカド	1/4個
レーズン	10粒
オリーブ油	大さじ2
玉ねぎマリネ (P40参照)	大さじ2
ミントの葉	適量

つくり方

❶ キヌアは米を研ぐようにして洗ってから10分ほど茹で、目の細かいザルにあげて水気をきる。

❷ 枝豆は塩茹でし、さやから出す。カリフラワー、ブロッコリー、アスパラは茹でて食べやすい大きさに切る。アボカドも食べやすい大きさに切る。

❸ ボウルにミントの葉以外のすべての材料を入れて混ぜ合わせる。器に盛ってミントの葉を飾る。

······ COOK MEMO ······

キヌアは炊いてもよいが、茹でたほうが歯ざわりよくさっぱり仕上がる。
茹でたキヌアはピラフのように炒めても美味しい。

体にプラス

キヌアは米や小麦に比べてたんぱく質は約2倍、食物繊維、カルシウムやマグネシウムなどのミネラルも豊富。低糖質のため、ダイエットや血糖コントロールにも役立つ穀物です。プチプチとした歯ごたえが特徴で様々な野菜と好相性。このレシピではミントも加えてさっぱり仕上げました。

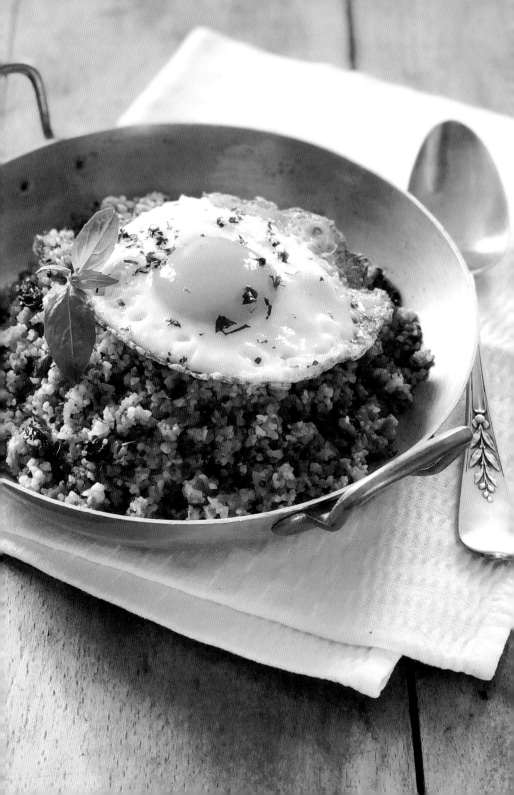

キヌアのスパイスドライカレー

材料 （2人分）

キヌア ……………………………… 100g
玉ねぎ ……………………………… 1個
にんじん …………………………… 1/2本
パプリカ …………………………… 1個
※ピーマンでもOK
にんにく …………………………… 1片
レーズン …………………………… 10粒
卵 …………………………………… 2個
オリーブ油 ……………………… 大さじ2
コンソメのもと（顆粒）…… 小さじ2
カレー粉 ………………………… 大さじ1
塩 ……………………………………… 適量
こしょう …………………………… 適量
パセリまたはバジル ………… 適宜
※なくてもOK

つくり方

❶ キヌアは米を研ぐようにして洗ってから10分ほど茹で、目の細かいザルにあげて水気をきる。

❷ 玉ねぎ、にんじん、パプリカ、にんにくはみじん切りにする。

❸ フライパンにオリーブ油を入れて中火にかけ、❷を炒める。野菜がしんなりしてきたら弱火にし、コンソメとカレー粉を加えてさらに炒める。野菜に照りが出てきたら火を止め、❶とレーズンを加えて混ぜ合わせ、塩、こしょうで味を調える。

❹ 器に盛って、卵を目玉焼きにしてのせる。パセリやバジルがあれば飾る。

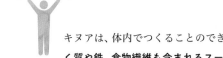

体にプラス

キヌアは、体内でつくることのできない**必須アミノ酸9種類の他、たんぱく質や鉄、食物繊維も含まれるスーパーフード**です。このレシピではキヌアをお米代わりにして、栄養満点のドライカレーに仕立てました。味のアクセントに加えたレーズンは**老化防止**にも役立ちます。

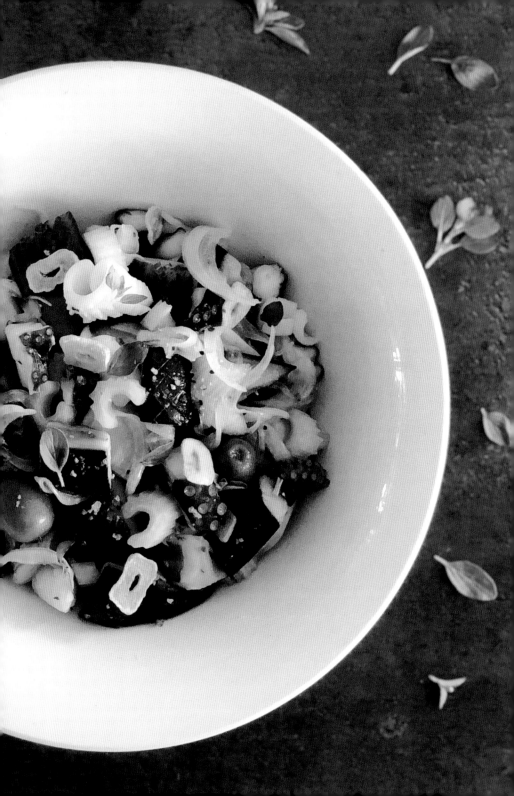

きゅうり・なす・セロリの魚介サラダ

材料 （2人分）

きゅうり ……………………………… 1本
なす（小） …………………………… 1本
セロリ ………………………………… 1/4本
にんにく ……………………………… 1片
オリーブ …………………………… 5〜6個
魚介（イカ、タコなど） ………… 150g
玉ねぎマリネ（P34参照）
……………………………… 大さじ2
オリーブ油 ……………………… 大さじ3
塩 …………………………………… 少々
こしょう …………………………… 少々
お好みのハーブ ………………… 少々
※タイムやオレガノがおすすめ

つくり方

❶ きゅうりは一口大、セロリは薄切りにしてボウルに入れ、軽く塩（分量外）でもむ。なすと魚介は食べやすい大きさに切る。

❷ フライパンにオリーブ油をひいて弱火にかけ、つぶしたにんにくを炒める。香りが立ったところで、なすと魚介を加えて強火で一気に炒め、塩、こしょうで味を調える。

❸ きゅうりとセロリの入ったボウルに❷を熱いうちに合わせ、玉ねぎマリネとオリーブ、お好みのハーブを加えて味をなじませる。

❹ 粗熱が取れたら、冷蔵庫に入れて冷やす。

体にプラス

塩分の排出を促すセロリ・きゅうり、**抗酸化作用の高い**なすと魚介を合わせた冷製サラダです。今回使用したイカやタコには、**疲労回復に貢献するタウリン**も含まれています。ドレッシング代わりに使った玉ねぎマリネは**腸を元気にする発酵食品**。ワインのお供にもおすすめです！

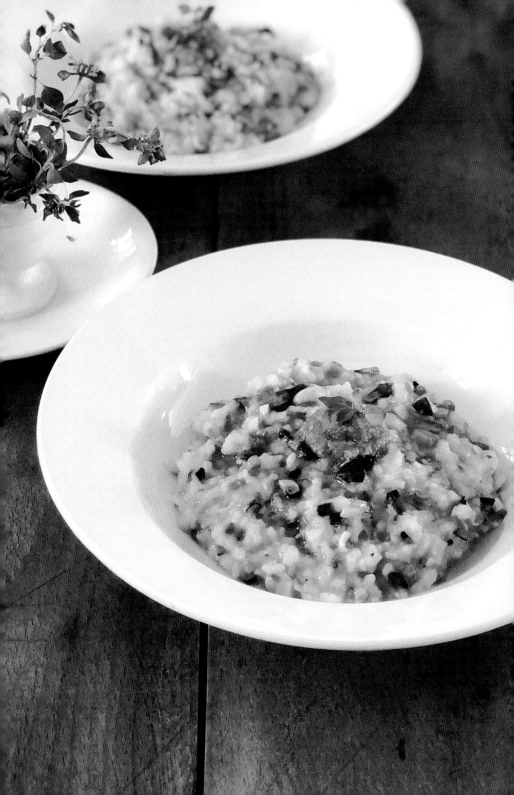

きのこのリゾット　ジェノベーゼのせ

材料　（2人分）

ごはん	60g
エリンギ、まいたけ、マッシュルームなどお好みのきのこ	100g
玉ねぎ	1/2個
オリーブ油	大さじ2
コンソメのもと（顆粒）	小さじ2
塩	少々
こしょう	少々
バター	10g
水	ごはんの2倍量
ジェノベーゼソース（P109参照）	大さじ1

※市販のソースでもOK

つくり方

❶玉ねぎときのこをみじん切りにする。

❷フライパンにオリーブ油をひいて❶を中火で炒める。しんなりしてきたら、ごはん、水、コンソメのもとを入れて、焦げつかないようにヘラでかき混ぜながら煮込む。

❸水分が減ってきたら、塩、こしょう、バターで味を調える。

❹とろみが出てきたら火を止めて器に盛り、ジェノベーゼソースをのせる。

COOK MEMO

きのこは鮮度が落ちやすいため、冷凍保存がおすすめ。日持ちするうえ、旨みもアップ！加熱する際は、解凍せずにそのまま使う。

体にプラス

きのこ類はβグルカンを豊富に含む食材。この成分には**がん細胞の発育を抑える働き**や、**白血球に働きかけて免疫システムを活性化**させる作用もあります。ジェノベーゼソースに使用するバジルには、**抗菌・抗ウイルス作用**とストレスをやわらげる**鎮静作用**もあります。

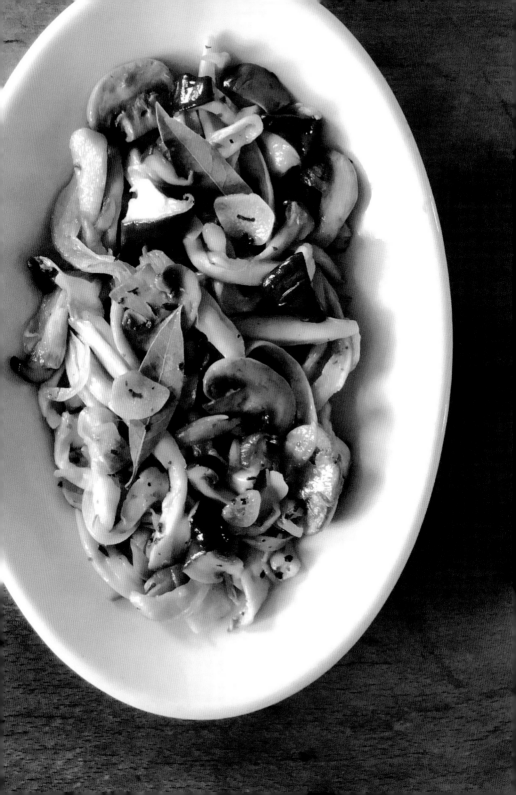

きのこのマリネ

材料　（2人分）

しめじ、まいたけ、エリンギなど
お好みのきのこ …………… 200g
にんにく ………………………… 1片
オリーブ油 ……………… 大さじ2
塩 …………………………………… 適量
こしょう ………………………… 適量

A
　玉ねぎマリネ（P34参照）
　　………………………… 大さじ1
　バルサミコ酢 ………… 小さじ1
　ローリエ ………………… 1〜2枚
　※タイムでもOK

つくり方

❶きのこを食べやすい大きさに切る。
にんにくはつぶす。

❷フライパンにオリーブ油をひいて強火
にかけ、❶を炒めて塩、こしょうで味
を調える。

❸Aと❷を混ぜ合わせる。

❹余熱が取れたら冷蔵庫に入れて味を
なじませる。

···· COOK MEMO ····

きのこの代わりにパプリカを
使って、同じ手順で美味しい
マリネに。きのことパプリカ、
いずれのマリネも冷蔵庫で4〜5日保存可能。

···体にプラス···

きのこは免疫細胞をつくるために必要不可欠な**ビタミンとミネラル**の宝
庫。さらに、**腸の活性化に有効なβグルカン**も含まれています。マリネ液
のベースに玉ねぎマリネを使っていますが、これも**腸を元気にする発酵食
品**。玉ねぎの抗酸化成分も一緒にとれる、健康応援レシピです。

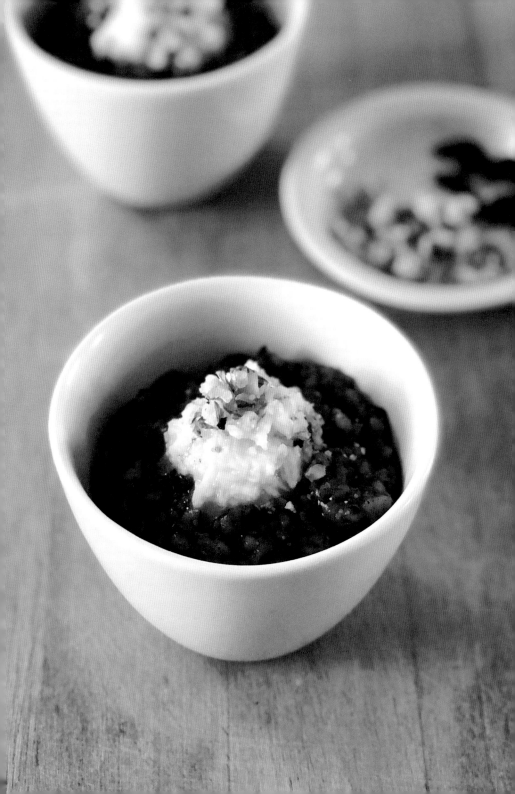

薬膳黒ごま粥

材料　（2人分）

ごはん	茶碗2杯分
すり黒ごま	30g
長いも	50g
くるみ	5g
塩	少々
水	ごはんの2倍量

つくり方

❶ごはんと水を鍋に入れて中火にかけ、グツグツしてきたらすり黒ごまを加えて弱火にする。

❷全体が黒くなり、ごはんがやわらかくなったら塩を加え、味を調える。

❸長いもを包丁でたたく。くるみは適当な大きさに砕く。

❹❷を器に盛りつけて❸をのせる。

COOK MEMO

彩りのアクセントになるクコの実、歯ごたえを楽しめるかぼちゃの種やアーモンドスライスなどの薬膳食材もトッピングにおすすめ！

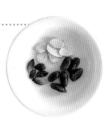

体にプラス

ごまの成分の約半分は、人体では合成できない必須脂肪酸で、**免疫力を高めるリノール酸やオレイン酸**などの不飽和脂肪酸を多く含みます。**抗酸化作用が強いポリフェノール**を含む黒ごまをたっぷり使ったお粥は、胃にやさしいながらも力の湧く一品です。

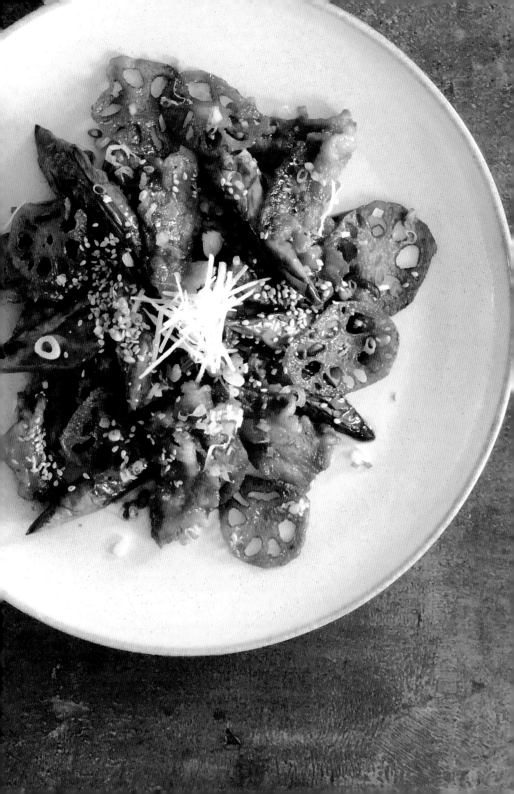

豚肉となすの黒酢炒め

材料 （2人分）

豚バラ肉 (薄切り)	100g
なす	100g
れんこん	50g
しょうが	10g
青ねぎ	2本
白ごま	少々
サラダ油	大さじ3
片栗粉	大さじ1
塩	少々
こしょう	少々

A
黒酢	大さじ1
しょうゆ	大さじ2
みりん	大さじ2
だしのもと (顆粒)	小さじ1
水	大さじ2

つくり方

❶ なすは食べやすい大きさに切り、れんこんは3mmほどの厚さに切る。しょうがは千切り、青ねぎは小口切りにする。豚肉は軽く塩とこしょうをふり、片栗粉を薄くまぶす。

❷ フライパンにサラダ油大さじ2をひき、なすとれんこんを中火で炒める。火が通ったらペーパータオルの上に取り出す。

❸ 同じフライパンにサラダ油大さじ1を足し、豚肉を中火で焼く。表面がカリッとしてきたらAを入れる。

❹ 豚肉に照りが出てきたら、❷を戻し入れて全体を混ぜ合わせる。器に盛って、しょうがをのせ、青ねぎ、白ごまを散らす。

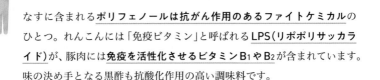

体にプラス

なすに含まれる**ポリフェノールは抗がん作用のあるファイトケミカル**のひとつ。れんこんには「免疫ビタミン」と呼ばれる**LPS(リポポリサッカライド)** が、豚肉には**免疫を活性化させるビタミンB1やB2**が含まれています。味の決め手となる黒酢も抗酸化作用の高い調味料です。

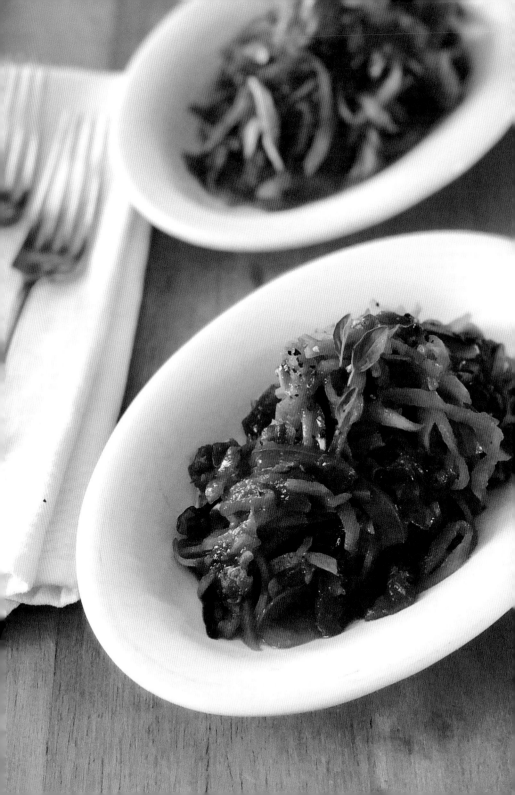

切り干し大根のナポリタン煮

材料 （2～3人分）

切り干し大根 ……………………… 60g
トマト水煮缶 ……… 1缶 (400g)

A
┌ にんじん ………………………… 1本
│ しいたけ ……………………… 4～6個
│ ピーマン ………………………… 1個
│ 玉ねぎ …………………………… 1個
│ にんにく ………………………… 1片
└ ベーコン ………………………… 4枚

ローリエ ………………………… 1～2枚
オリーブ油 ……………………… 大さじ2
オリゴ糖 ………………………… 大さじ1
コンソメのもと （顆粒）… 大さじ1
塩 ………………………………… 少々
こしょう ………………………… 少々
水 ……………………………… 1 ½カップ

つくり方

❶ 流水で軽くもみ洗いたした切り干し大根をたっぷりの水に10分ほど浸けて戻し、水気を絞る。

❷ Aの材料をすべて千切りにする。

❸ 鍋にトマト缶の中身と水、❶、ローリエを入れて中火にかけて煮込み、塩、こしょう、コンソメのもと、オリゴ糖を加えて味を調える。

❹ 切り干し大根がやわらかくなってきたらAを加えて混ぜ合わせる。水分が減ってきたらオリーブ油を入れて炒め、全体にコクが出てきたところで火を止める。

❺ 器に盛り、お好みでタイムやオレガノなどのハーブを飾る。

… 体にプラス …

日光と風により、栄養分がギュッと凝縮されている切り干し大根。生の大根と比較すると、**カルシウムは約20倍、ビタミンB₁は約18倍、ビタミンB₂は約20倍、食物繊維は約16倍**ともいわれています。ヘルシーで栄養満点の切り干し大根をトマトでグツグツ煮込んでナポリタン風に。

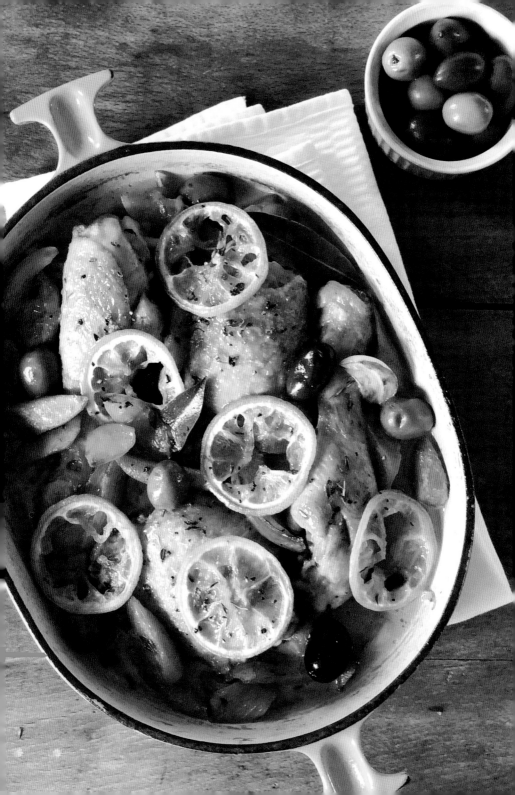

チキンのスパイス煮込み　モロッコ風

材料　（2人分）

鶏もも肉	2枚
玉ねぎ	2個
にんじん	1本
にんにく	2片
サラダ油	適量
塩	適量
こしょう	適量

A
レモン	1/2個
オリーブ	10個
ハーブ	適量
※タイム、ローリエなど	
ターメリック	小さじ1
クミン	小さじ1
※入手できない場合はカレー粉で代用	
コンソメのもと（顆粒）	小さじ2
水	1カップ

つくり方

❶鶏肉とにんにくは半分に、玉ねぎとにんじんは食べやすい大きさに切る。Aのレモンは3㎜程度の薄切りにする。

❷深さのあるフライパン、または広口の鍋にサラダ油をひいて弱火にかけ、にんにくを入れる。

❸香りが立ったら中火にし、鶏肉を皮の面から入れて両面を焼く。

❹焼き色がついたら、玉ねぎ、にんじん、Aを加え、ふたをして20分ほど弱火で煮込む。塩、こしょうで味を調え、鶏肉がやわらかくなったら火を止める。

体にプラス

チキンと野菜をスパイスで煮込むこのレシピは、モロッコ料理のアレンジ版。異国情緒漂うテイストで、鍋ひとつで仕上げられる簡単さも魅力です。ターメリックに含まれる**クルクミンには、免疫システムの活性作用があり、クミンにも消化促進作用**があるなど、スパイスの効用も得られます。

ソース・たれのつくり方

この本で使用したソースやたれのつくり方をご紹介します。
どれもとても簡単！これを基本にお好みで材料を調整し、
ぜひ「我が家の味」を見つけてください。

牛・豚・鶏、どんなお肉料理にも！

ガーリックマスタードソース

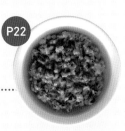

P22

材料　（2人分）

にんにく（みじん切り）	2片分
アンチョビ（みじん切り）	3片分
マスタード	小さじ2
ジェノベーゼソース（P109参照）	小さじ1
オリーブ油	60㎖
塩	少々
こしょう	少々

つくり方

鍋にオリーブ油、にんにくを入れて弱火で加熱。にんにくの香りがしてきたら火を止め、アンチョビ、マスタード、ジェノベーゼを入れて混ぜ合わせる。最後に塩、こしょうで味を調える。

※保存について／冷蔵で1ヶ月

鍋、焼肉、しゃぶしゃぶなどに

ごまみそだれ

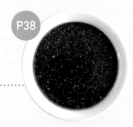

P38

材料　（2人分）

すり白ごま	大さじ3
みそ	大さじ1
おろしにんにく	小さじ1
おろししょうが	小さじ1
しょうゆ	大さじ2
みりん	大さじ2
かつおだしのもと（顆粒）	小さじ1

つくり方

ボウルにすべての材料を入れて、よく混ぜ合わせる。

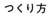

Advice!

少しおくと味がなじんでさらに美味しい。調味料としても使えるので、多めにつくって保存しておくのがおすすめ。

※保存について／冷蔵で1ヶ月

トマトソース

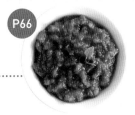

P66

材料 （4人分）

トマト水煮缶	1缶
玉ねぎ (みじん切り)	1個分
にんにく (みじん切り)	1片分
コンソメのもと (顆粒)	小さじ2
オリゴ糖 (顆粒)	小さじ2
ハーブ (ローリエ、タイムなど)	少々
オリーブ油	大さじ1
塩	少々
こしょう	少々

つくり方

❶ 鍋にオリーブ油を入れ、玉ねぎとにんにくを弱火で炒める。

❷ 玉ねぎがやわらかくなってきたら、トマト、コンソメのもと、オリゴ糖、ハーブを入れて30分ほど煮詰める。

❸ 最後に塩、こしょうで味を調える。

> **Advice!**
>
> パスタソースや自家製ケチャップ、調味料としてなど、様々に活用可能。多めにつくって冷凍保存がおすすめ。
>
> ※保存について／冷蔵で4日、冷凍で1ヶ月

パスタやリゾット、野菜のディップにも

ジェノベーゼソース

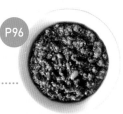

P96

材料 （3～4人分）

バジル	80g
塩	適量
こしょう	適量

A	にんにく	1片
	松の実またはカシューナッツ	50g
	オリーブ油	1/2カップ
	パルメザンチーズ	大さじ1

つくり方

❶ バジルの葉は洗い、水気を拭き取る。

❷ Aをミキサーにかけ、ある程度混ざったら❶を加えてさらになめらかにする。最後に塩、こしょうで味を調える。

> **Advice!**
>
> パスタ・ピザのソースや肉料理の調味料など、いろいろ使える。保存する場合はパルメザンチーズは入れず、使う際に加える。
>
> ※保存について／瓶に入れ、上からオリーブ油を注ぎ膜をつくって保存。冷蔵で2週間、冷凍で2ヶ月

こ の本の出版が決まったのは、コロナウイルスが猛威を振るう前のことでした。準備をはじめている間に、すごいスピードで世界中に感染が広まりました。巷（ちまた）に「免疫力」という言葉がこれほど飛び交ったことは、かつてなかったことかもしれません。

コロナウイルスによってたまたま注目されましたが、免疫細胞の働きを知り、免疫力アップを意識して生きることは、体を健康に保つためにとても良いことだと思います。ウイルスに対する不安があっても、免疫細胞が元気であれば、恐ろしい結果を招きにくいからです。

自分の免疫力を測定し点数化するのは難しく、また免疫力は常に一定ではなく、上がったり下がったりします。

ですから、日々自分の体の声に耳を傾けましょう。食欲が落ちた、便秘気味だ、下痢気味だ、髪が細くなった、爪が割れてきた、疲れやすくなった、すぐに風邪をひいてしまう……こんなときは、いつも以上に栄養に気を配り、体のメンテナンスに集中しましょう。

健康な体を保つために、筆者も可能なかぎり、毎日十分な栄養をとって、よく寝て、よく笑って、おおらかに生きていきたいと思っております。

2020年10月　大塚　亮

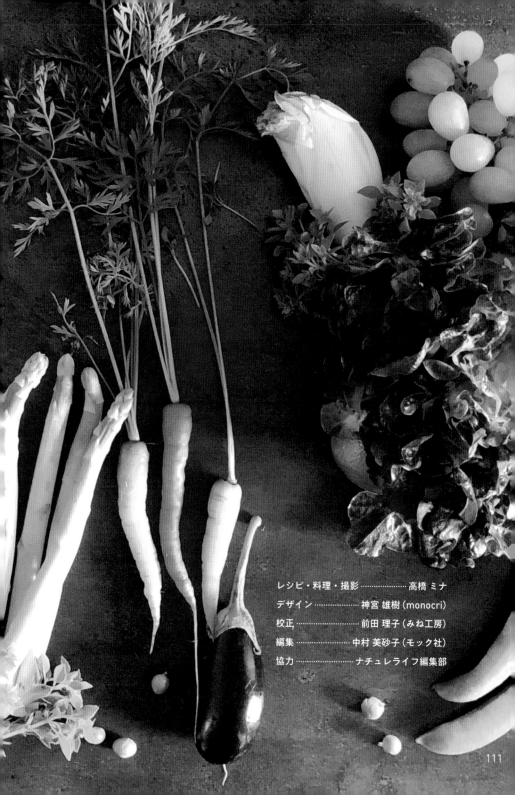

レシピ・料理・撮影 ⋯⋯⋯⋯⋯⋯⋯ 高橋 ミナ

デザイン ⋯⋯⋯⋯⋯⋯ 神宮 雄樹（monocri）

校正 ⋯⋯⋯⋯⋯⋯⋯⋯ 前田 理子（みね工房）

編集 ⋯⋯⋯⋯⋯⋯ 中村 美砂子（モック社）

協力 ⋯⋯⋯⋯⋯⋯⋯ ナチュレライフ編集部

著者｜大塚 亮　Ryo Otsuka

おおつか医院院長。医学博士。循環器専門医。オーソモレキュラー・ニュートリションドクター (OND) 認定医、大阪市立大学医学部附属病院循環器内科、ニューヨーク州 Columbia University Irving Medical Center, NewYork–Presbyterian Hospital、西宮渡辺心臓脳・血管センター勤務を経て、おおつか医院院長に就任。日本内科学会・日本循環器学会・日本抗加齢医学会に所属。

料理｜高橋 ミナ　Mina Takahashi

フランス在住。嵯峨美術短期大学ヴィジュアルデザイン科卒業後、単身ヨーロッパへ。現在はブルターニュ地方レンヌにて、日本食レストラン「Fuji」を営むとともに、フードコーディネータとしても活躍。本書では料理・スタイリンク・撮影を担当。著書に『今日も明日も楽しい暮らし』（WAVE出版）がある。

協力｜ナチュレライフ編集部

「自然の恵みで健康・キレイになる」をテーマに食・コスメ・情報を提供するライフスタイルブランド。可能な限り添加物を使用しない健康食品やコスメをはじめ、医師や農業法人とのコラボレーションによるハイクオリティで体に優しい商品を展開。一方で最新の栄養学を基にした書籍の編集協力やメディアづくりも手掛ける。

ナチュレライフ　検索

お医者さんが薦める
免疫力をあげるレシピ

著　者	大塚 亮
発行者	川口 秀樹
発行所	株式会社三空出版（みくしゅっぱん） 〒101-0061 東京都千代田区神田三崎町3丁目5-9 天翔水道橋ビル　411号室 TEL：03-5211-4466　FAX：03-5211-8483 WEB：https://mikupub.com
印刷・製本	シナノ書籍印刷株式会社

©Ryo Otsuka 2020 Printed in Japan
ISBN 978-4-944063-71-0